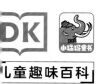

DK小精灵
漫游奇妙人体

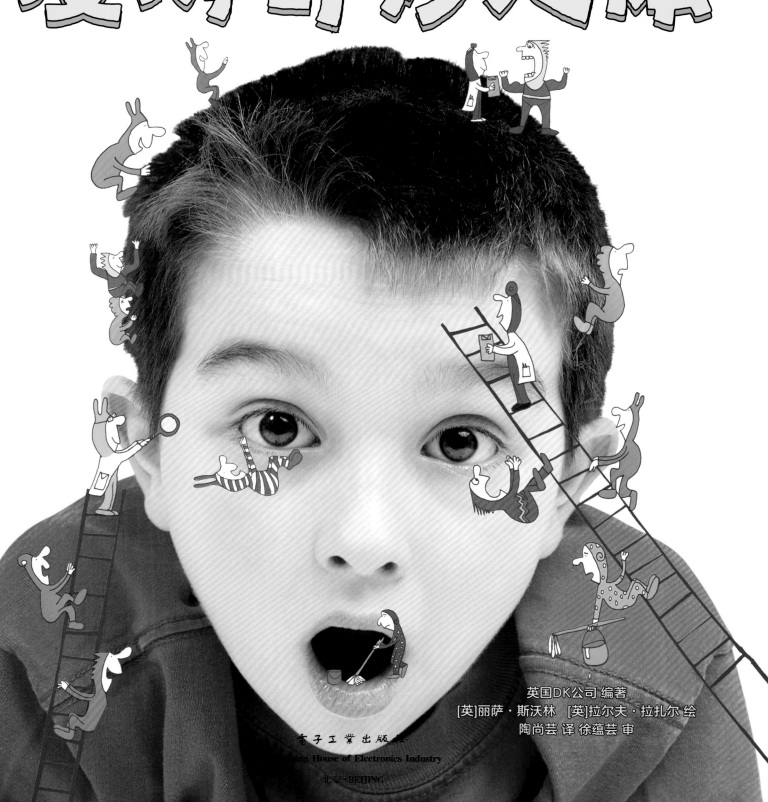

英国DK公司 编著

[英]丽萨·斯沃林　[英]拉尔夫·拉扎尔 绘

陶尚芸 译 徐蕴芸 审

电子工业出版社
Publishing House of Electronics Industry
北京·BEIJING

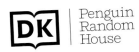

Penguin
Random
House

Original Title: The Little Brainwaves Investigate Human Body
Copyright © Dorling Kindersley Limited, 2010, 2021
A Penguin Random House Company

本书中文简体版专有出版权由Dorling Kindersley Limited授予电子工业出版社，未经许可，
不得以任何方式复制或抄袭本书的任何部分。

版权贸易合同登记号　图字：01-2021-6127

图书在版编目（CIP）数据

漫游奇妙人体 / 英国DK公司编著；（英）丽萨·斯沃林，（英）拉尔夫·拉扎尔绘；陶
尚芸译. --北京：电子工业出版社，2022.3
（DK小精灵）
ISBN 978-7-121-42950-7

Ⅰ.①漫… Ⅱ.①英… ②丽… ③拉… ④陶… Ⅲ.①人体—少儿读物 Ⅳ.①R32-49

中国版本图书馆CIP数据核字（2022）第026474号

责任编辑：张莉莉
印　　刷：北京华联印刷有限公司
装　　订：北京华联印刷有限公司
出版发行：电子工业出版社
　　　　　北京市海淀区万寿路173信箱　邮编：100036
开　　本：787×1092　1/16　印张：8　字数：79.8千字
版　　次：2022年3月第1版
印　　次：2022年3月第1次印刷
定　　价：128.00元（全2册）

凡所购买电子工业出版社图书有缺损问题，请向购买书店调换。若书店售缺，请与本
社发行部联系，联系及邮购电话：（010）88254888，88258888。
质量投诉请发邮件至zlts@phei.com.cn，盗版侵权举报请发邮件至dbqq@phei.com.cn。
本书咨询联系方式：（010）88254161转1835，zhanglili@phei.com.cn。

For the curious
www.dk.com

混合产品
源自负责任的
森林资源的纸张
FSC® C018179

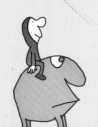
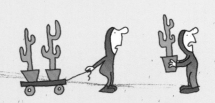
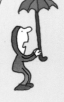

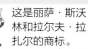
这是丽萨·斯沃
林和拉尔夫·拉
扎尔的商标。

DK小精灵
漫游奇妙人体

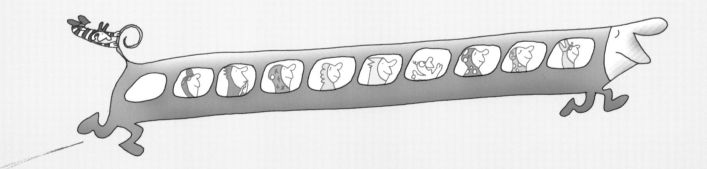

目录

发现小精灵啦！

小精灵就是有着奇思妙想的小不点儿！跟着他们一起探索奇趣的人体世界吧！这些古灵精怪的小人儿在接下来的每一页中都会精彩亮相，先来认识一下他们吧。

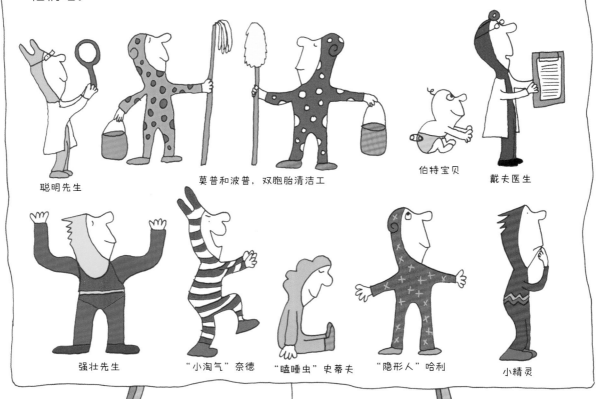

聪明先生　　　　　莫普和波普，双胞胎清洁工　　　　　伯特宝贝　　戴夫医生

强壮先生　　"小淘气"奈德　　"瞌睡虫"史蒂夫　　"隐形人"哈利　　小精灵

人类的特征

人类有一些共同的特征：两条腿、两只胳膊、一个头、两只眼睛……但是，每个人都有自己的独特之处，人与人都不相同。你可以通过外貌和声音认出你的朋友。虽然我们有着相同的身体结构，但外貌却千差万别。

是什么让我们
与众不同？

蓝眼睛？棕色皮肤？金发？肤色、眼睛颜色、体形以及面部特征等无数种不同的组合，让我们看起来与众不同。

长什么样？说什么话？

*地球上的人口数量接近80亿。

*世界上有6500多种语言。

*你的某些特征是爸爸妈妈遗传给你的，比如肤色或眼睛颜色。

*人体的$\frac{2}{3}$是由水组成的。

*人体内几乎一半的细胞都是血细胞。

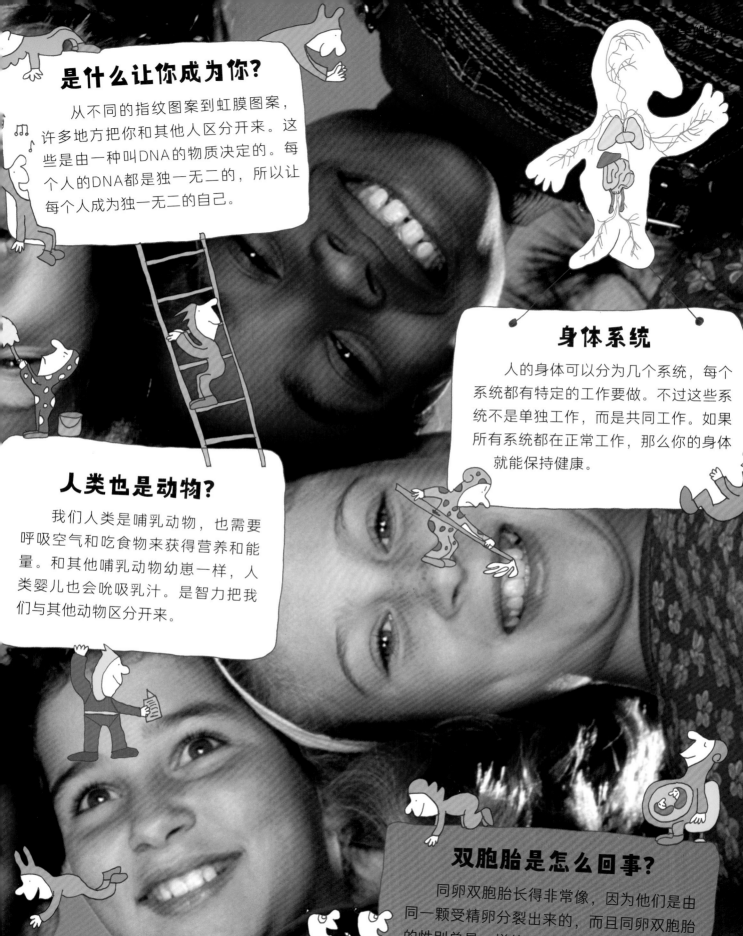

是什么让你成为你？

从不同的指纹图案到虹膜图案，许多地方把你和其他人区分开来。这些是由一种叫DNA的物质决定的。每个人的DNA都是独一无二的，所以让每个人成为独一无二的自己。

身体系统

人的身体可以分为几个系统，每个系统都有特定的工作要做。不过这些系统不是单独工作，而是共同工作。如果所有系统都在正常工作，那么你的身体就能保持健康。

人类也是动物？

我们人类是哺乳动物，也需要呼吸空气和吃食物来获得营养和能量。和其他哺乳动物幼崽一样，人类婴儿也会吮吸乳汁。是智力把我们与其他动物区分开来。

你知道吗？
同卵双胞胎的指纹也不同！

双胞胎是怎么回事？

同卵双胞胎长得非常像，因为他们是由同一颗受精卵分裂出来的，而且同卵双胞胎的性别总是一样的。

细胞、组织和器官

人是由什么构成的？我们都是由原子构成的：氧原子、碳原子、氢原子、氮原子、钙原子、磷原子，以及其他微量化学物质。那么是什么让原子组成人的呢？

从原子到组织

原子结合成分子，形成人的身体细胞。我们的身体就是由细胞组成的，包括脂肪细胞、皮肤细胞、神经细胞、血细胞等。这些细胞聚集在一起，形成了脂肪、皮肤、神经、血液和其他组织。你的身体里有数万亿个细胞，它们共同作用，造就了今天的你。

有血管的肺组织。

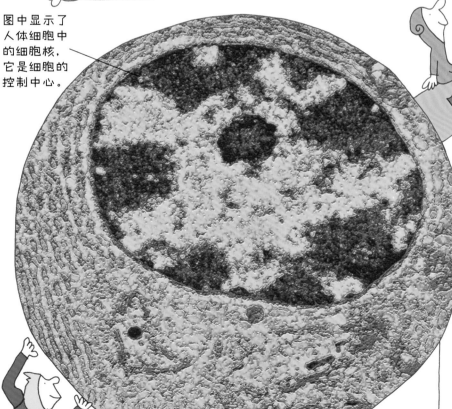

图中显示了人体细胞中的细胞核，它是细胞的控制中心。

从组织到器官

一群相似的细胞聚集在一起就形成了组织。脂肪是一种组织，肌肉也是一种组织。人体的每个器官都由两种或两种以上的组织构成。器官是人体的一部分，有特定的工作要做。皮肤、心脏和肝脏都是器官。你的身体就像一块巨大的拼图！

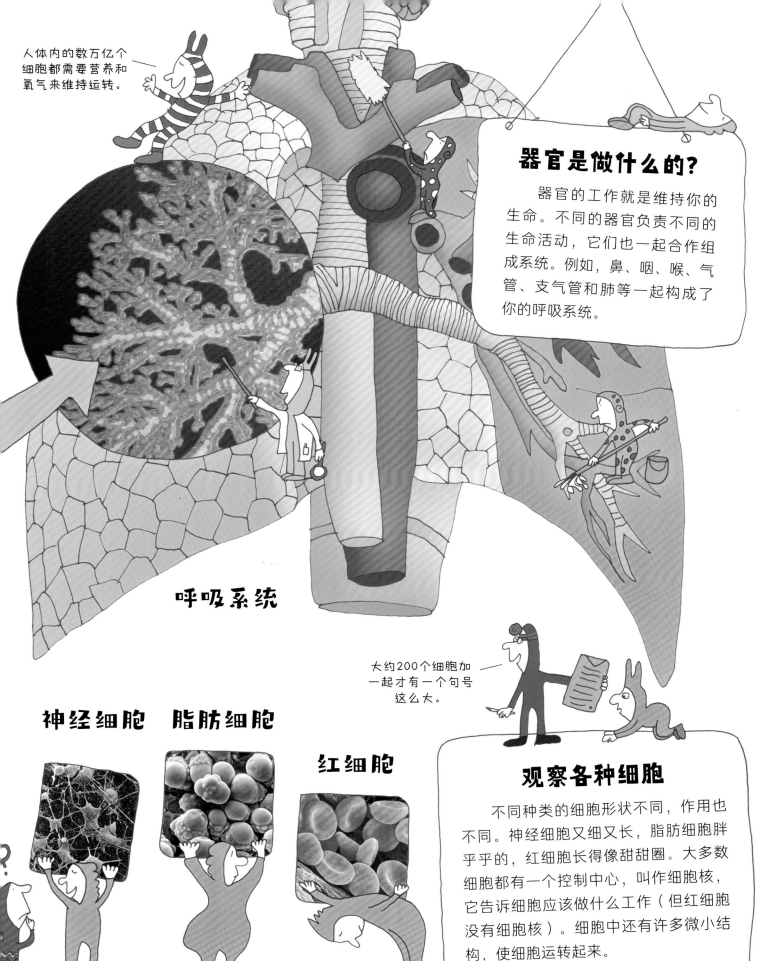

人体内的数万亿个细胞都需要营养和氧气来维持运转。

器官是做什么的？

器官的工作就是维持你的生命。不同的器官负责不同的生命活动，它们也一起合作组成系统。例如，鼻、咽、喉、气管、支气管和肺等一起构成了你的呼吸系统。

呼吸系统

大约200个细胞加一起才有一个句号这么大。

神经细胞 **脂肪细胞**

红细胞

观察各种细胞

不同种类的细胞形状不同，作用也不同。神经细胞又细又长，脂肪细胞胖乎乎的，红细胞长得像甜甜圈。大多数细胞都有一个控制中心，叫作细胞核，它告诉细胞应该做什么工作（但红细胞没有细胞核）。细胞中还有许多微小结构，使细胞运转起来。

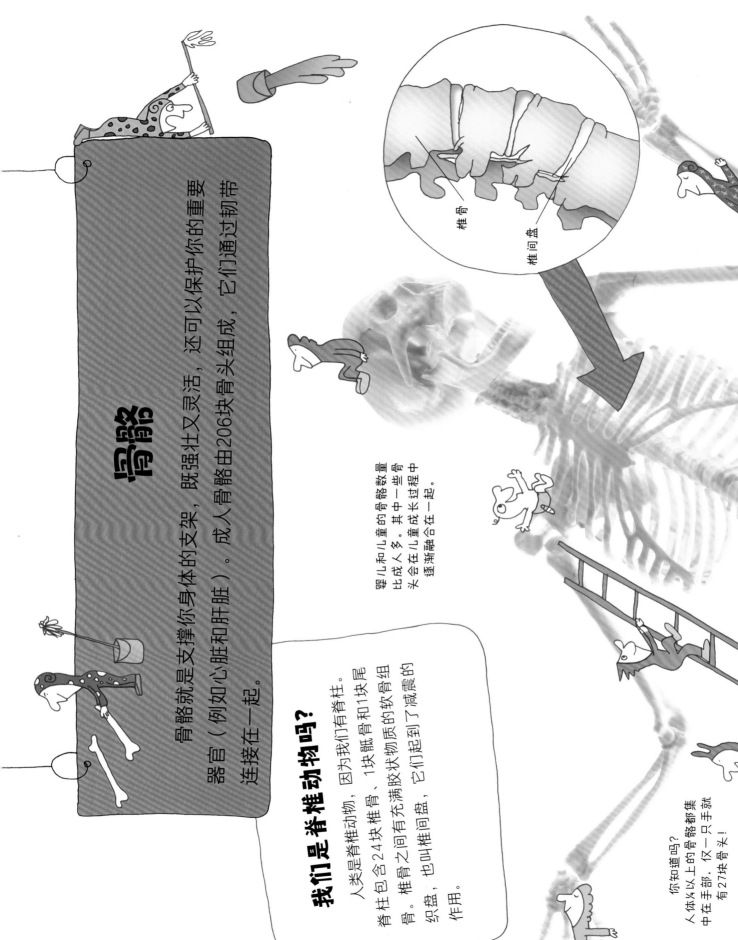

骨骼

骨骼就是支撑你身体的支架，既强壮又灵活，还可以保护你的重要器官（例如心脏和肝脏）。成人骨骼由206块骨头组成，它们通过韧带连接在一起。

婴儿和儿童的骨骼数量比成人多。其中一些骨头会在儿童成长过程中逐渐融合在一起。

我们是脊椎动物吗？

人类是脊椎动物，因为我们有脊柱。

脊柱包含24块椎骨、1块骶骨和1块尾骨。椎骨之间有充满胶状物质的软骨组织盘，也叫椎间盘，它们起到了减震的作用。

椎骨

椎间盘

你知道吗？

人体¼以上的骨骼都集中在手部，中在手部，仅一只手就有27块骨头！

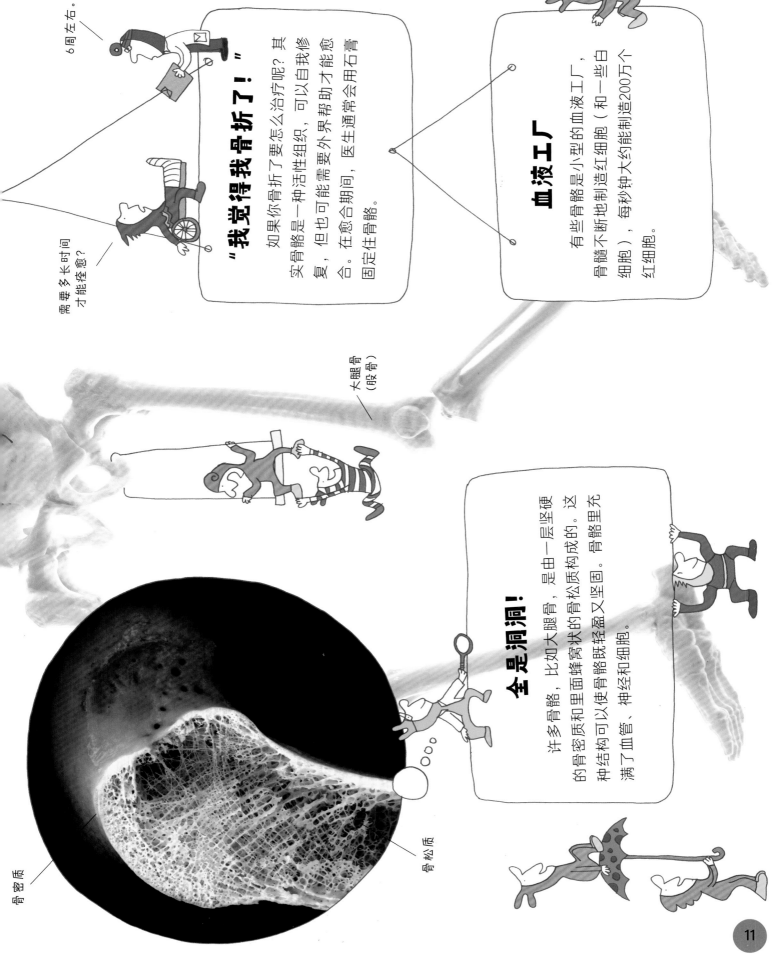

需要多长时间才能痊愈？

"我觉得我骨折了！"

如果你骨折了要怎么治疗呢？其实骨骼是一种活性组织，可以自我修复，但也可能需要外界帮助才能愈合。在愈合期间，医生通常会用石膏固定住骨骼。

血液工厂

有些骨骼是小型的血液工厂，骨髓不断地制造红细胞（和一些白细胞），每秒钟大约能制造200万个红细胞。

大腿骨（股骨）

全是洞洞！

许多骨骼，比如大腿骨，是由一层坚硬的骨密质和里面蜂窝状的骨松质构成的。这种结构可以使骨骼既轻盈又坚固。骨骼里充满了血管、神经和细胞。

骨密质

骨松质

关节

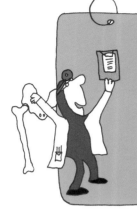

捏一捏自己的胳膊和腿，你能感觉到骨骼硬硬的，但数百个关节（大约400个）让骨骼变得非常灵活。仅在你一只手里就有19个可以活动的关节。下面邀请小精灵来探索一下人类关节吧！

关节到底是什么？

关节是两块或两块以上骨骼的接点。关节有不同的类型，每种类型都有特定的功能。大多数关节是可动的，也有些关节是固定不动的。

球窝关节

滑液

球什么关节？

髋关节是球窝关节，它促成了大量的运动。你的肩关节也是球窝关节。

保持润滑

如果门开合的时候吱吱作响，你就得给合页上点儿油。同样，关节需要一种特殊的液体来保持润滑，这就是滑液，它可以帮助关节自由活动。

如果你的骨骼没有关节连接的话，那么你什么事都做不了！

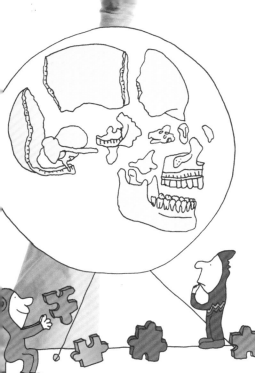

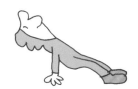

就像门一样

膝关节是滑车关节。这意味着你的腿可以从膝关节处弯曲，但膝关节下面的小腿不能侧向摆动。膝关节就像一扇只能单向通行的门。你的手肘、手指和脚趾上也有滑车关节。

就像拼图一样

信不信由你，你的头骨是由22块独立的骨骼组成的，它们通过关节连接，而且关节之间紧密贴合，不会移动（下颌骨除外，它必须移动，这样你才能吃东西）。关节接合处叫作骨缝。

肩关节是人体最灵活的关节之一。

脚踝韧带

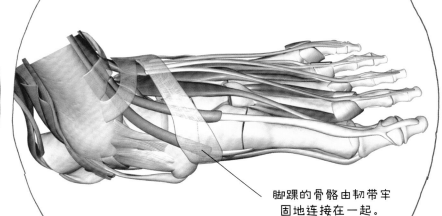

脚踝的骨骼由韧带牢固地连接在一起。

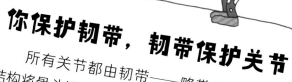

你保护韧带，韧带保护关节

所有关节都由韧带——略带弹性的带状结构将骨头连接在一起。韧带将关节稳定住，但也能让关节活动。你可能听说过韧带撕裂。当关节脱臼时，就会发生韧带撕裂。医生得把关节掰回原位（哎哟，真疼）。另外，韧带需要休息才能愈合。

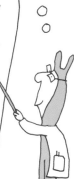

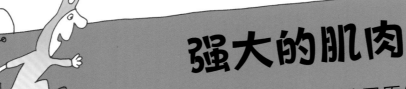

强大的肌肉

当你运动的时候，是什么把你的四肢拉回原位呢？是肌肉呀！你能跑能跳，这都是肌肉的功劳。肌肉还可以让你微笑、呼吸和唱歌等。下面邀请小精灵来探索一下肌肉的工作方式吧！

准备开工啦

有些肌肉干起活儿来，根本不需要你过脑子！比如，无论你是醒着还是睡着了，你的心脏肌肉都在跳动。不过其他肌肉干什么活儿，就需要大脑来做决定啦。比如你是要拿起书包呢，还是要去游泳呢？

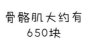

骨骼肌大约有650块

它们是什么样子的?

平滑肌短短的，末端尖尖的。它们可以推动食物进入肠道。在人体的其他部位也能找到平滑肌。

心脏肌肉简称心肌，是有条纹的。它们一收缩，心脏就可以向全身输送血液。

骨骼肌长长的，它们拉动你的骨骼，让你的四肢活动。

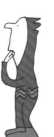
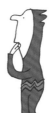

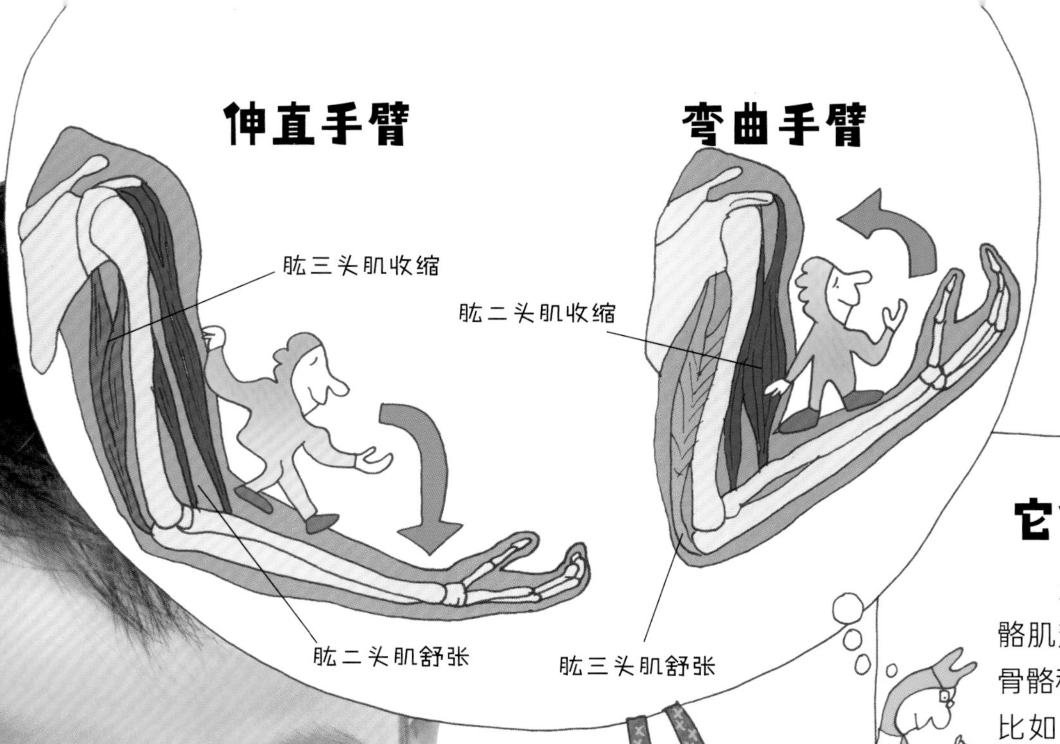

伸直手臂

肱三头肌收缩

肱二头肌舒张

弯曲手臂

肱二头肌收缩

肱三头肌舒张

舌头上有8块肌肉。

它们是如何工作的?

当大脑指挥骨骼肌收缩时（骨骼肌变短变胖），骨骼肌就会牵动骨骼移动。骨骼肌成双成对地工作。比如，伸直和弯曲手臂需要肱二头肌和肱三头肌互相配合。

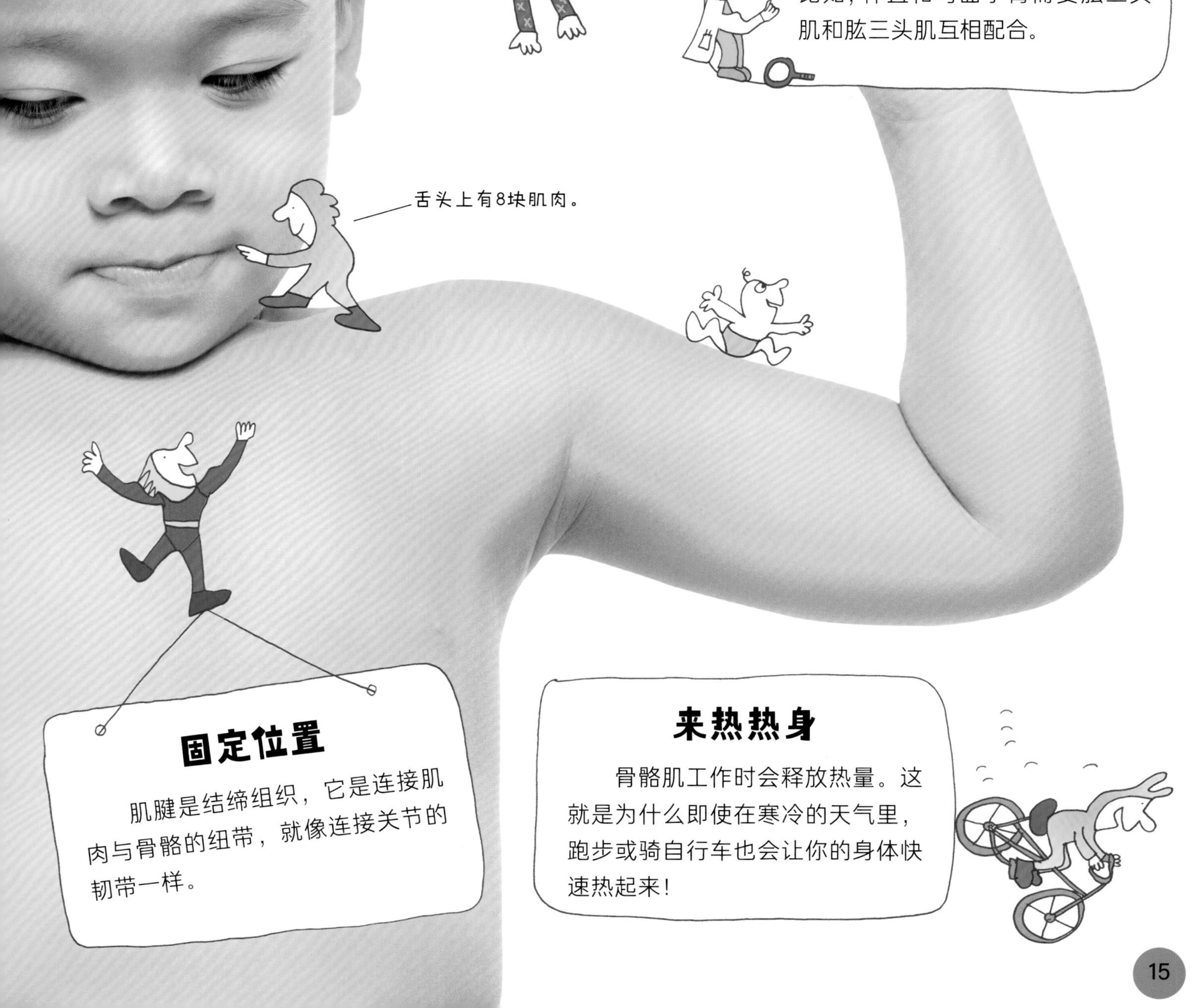

固定位置

肌腱是结缔组织，它是连接肌肉与骨骼的纽带，就像连接关节的韧带一样。

来热热身

骨骼肌工作时会释放热量。这就是为什么即使在寒冷的天气里，跑步或骑自行车也会让你的身体快速热起来！

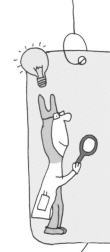

我们如何思考

你是用什么去思考、学习、感觉、记忆和观察的呢？你又是用什么去计划自己想做的事情呢？这些都离不开大脑，它是由上百亿个神经细胞组成的海绵状组织。

左半球

控制你的右侧身体，并负责语言和数学能力。

右半球

控制

大脑的控制中心是端脑，分为左右两个半球。每个大脑半球都控制着一侧身体，但左右半脑可以彼此"交流"。

控制你的左侧身体，并负责艺术和音乐能力。

后部

运动技能

右脑

空间感　　知觉

前部

想象力

视觉　　音乐

记忆

后部

做这！做那！

大脑的外层（大脑皮层）被划分为许多区域，不同的区域有不同的功能。感觉区负责从皮肤等部位接收信息，运动区命令肌肉运动，联合区负责解释信息。

小脑负责身体协调和运动能力。

神经元

轴突将信息传递给
其他神经元。

胞体

大脑中的神经细胞
叫作神经元。

信息从其他细
胞沿着树突进
入神经元。

大脑中有上百亿个
这样的神经元。

电信号

组成大脑的神经细胞（神经元）
以电信号的形式将信息从一个细胞
传递到另一个细胞。

这就像是电流通过电路的样子，而
且神经细胞的"开关"一直开着，即
使你睡着了，神经细胞也在坚守岗位。

视觉

嗅觉

触觉

味觉

使用感官

我们的感官都依赖神经细胞在大脑
之间传递信息。例如，正是神经细胞在
这里发挥作用，让女孩手部和手臂的肌
肉一起移动，才能拿起水果并吃下。

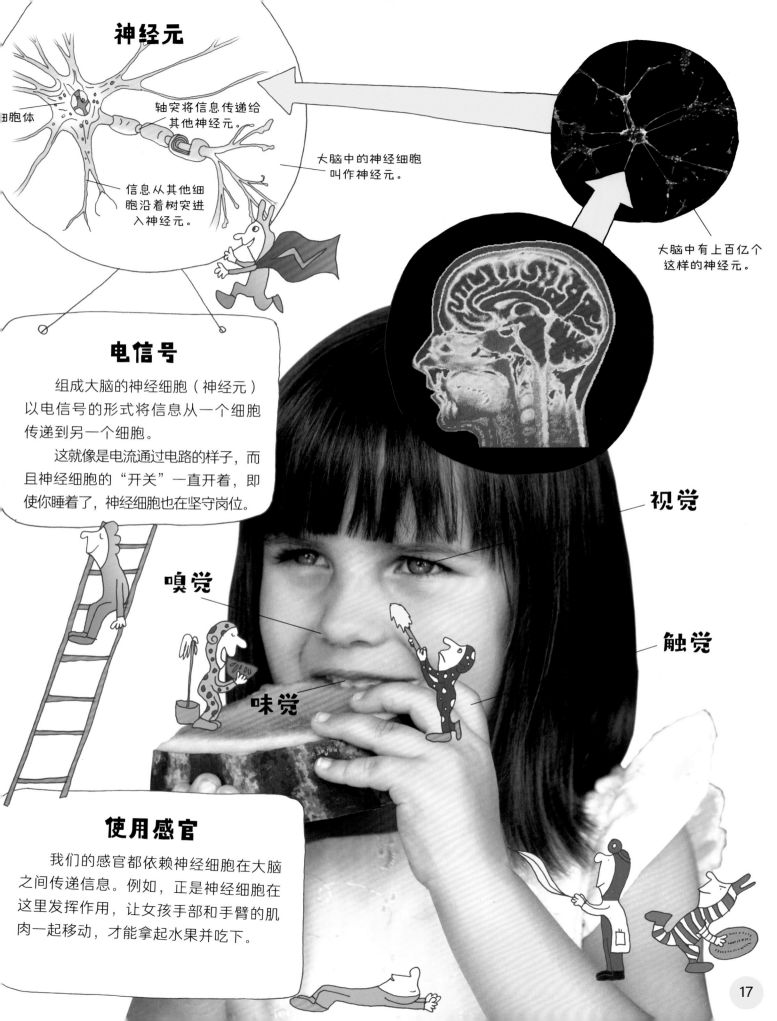

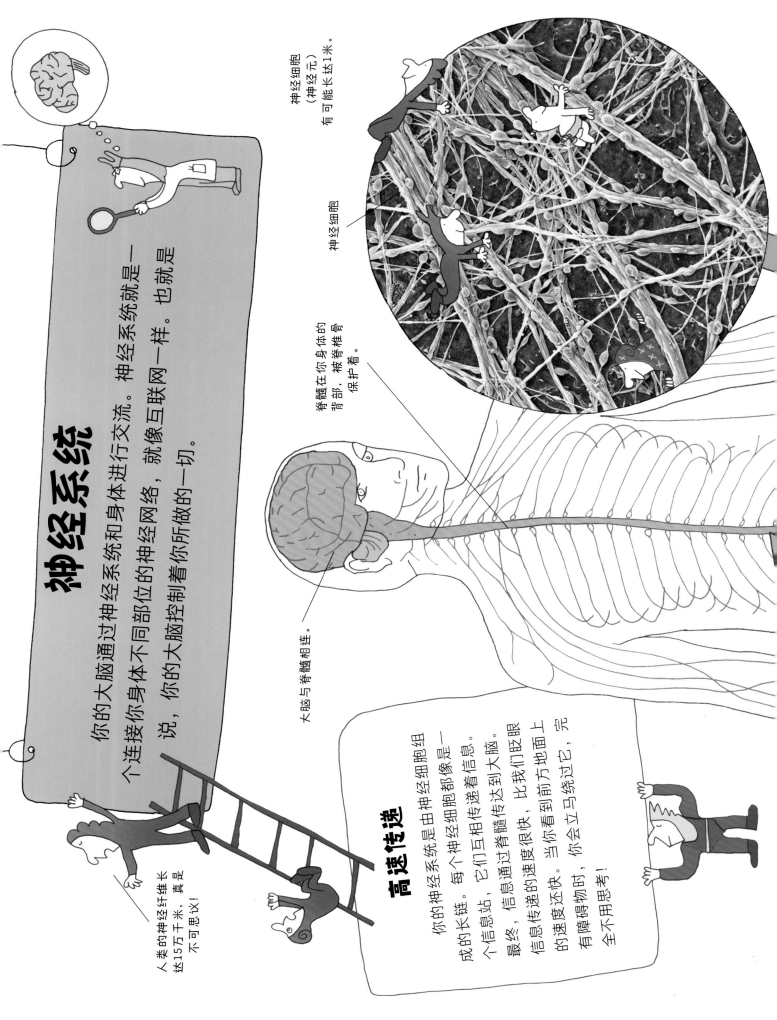

神经系统

你的大脑通过神经系统和身体进行交流。神经系统就是一个连接你身体不同部位的神经网络，就像互联网一样。也就是说，你的大脑控制着你所做的一切。

神经细胞（神经元）有可能长达1米。

神经细胞

脊髓在你身体的背部，被脊椎骨保护着。

大脑与脊髓相连。

人类的神经纤维长达15万千米，真是不可思议！

高速传递

你的神经系统是由神经细胞组成的长链。每个神经细胞都像是一个信息站，它们互相传递着信息。最终，信息通过脊髓传达到大脑。信息传递的速度很快，比我们眨眼的速度还快。当你看到前方地面上有障碍物时，你会立马绕过它，完全不用思考！

大热啦！

皮肤中的游离神经末梢可感受冷、热和疼痛。其他神经末梢有不同的功能，比如默克尔神经末梢能感受触觉和物体的纹理。

神经系统不断向大脑发送信息，每秒就有数百条信息。

快速反应

你做的有些动作是无意识的，也就是说，不需要大脑去指挥，你的身体就会去做。这就是反射动作。眨眼和打哈欠也是反射动作，打喷嚏和打哈欠也是反射动作。反射动作不需要经过大脑。当你碰到锋利的物体，还没感到疼痛之前，反射动作就会让你的手缩回去。

贯穿背部

从你的大脑往下延伸的是一束叫作脊髓的神经。这是信息进出大脑的主要通道。

脊髓

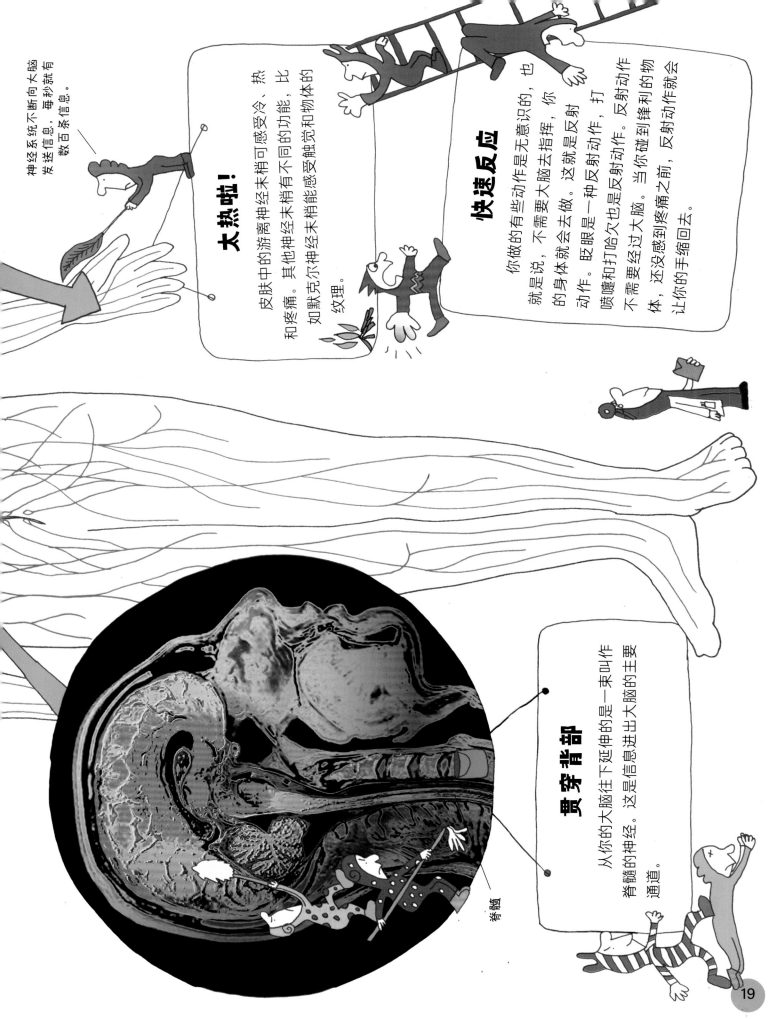

心脏不停地跳动

把手放在胸口，你就会感觉到平稳的心跳。你的心脏每天大约跳动10万次，它输送的血液在你体内不断循环。

心脏的构成

心脏分为左右两侧，每侧有两个腔，一个是位于底端，体积大一些的心室；另一个是位于顶端的心房。右侧心脏将含氧量低的血液泵入肺部，而左侧心脏将从肺部返回的含氧量高的血液输送到全身。

血液流向

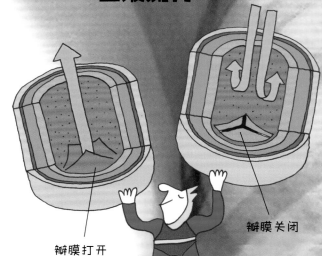

瓣膜打开

瓣膜关闭

心脏小知识

*儿童休息时的心跳大约为每分钟85次。

*心脏的位置稍微偏身体左侧。

*心肌有专门的供血系统，可以确保营养和氧气充足。

单行线

心脏里有两对瓣膜，可以确保血液只单向流过心脏。当心脏收缩准备泵血时，瓣膜能阻止血液回流。

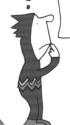

为什么儿童的心跳速度比成年人快？

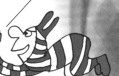

因为儿童的心脏比较小，所以需要跳得快一些。

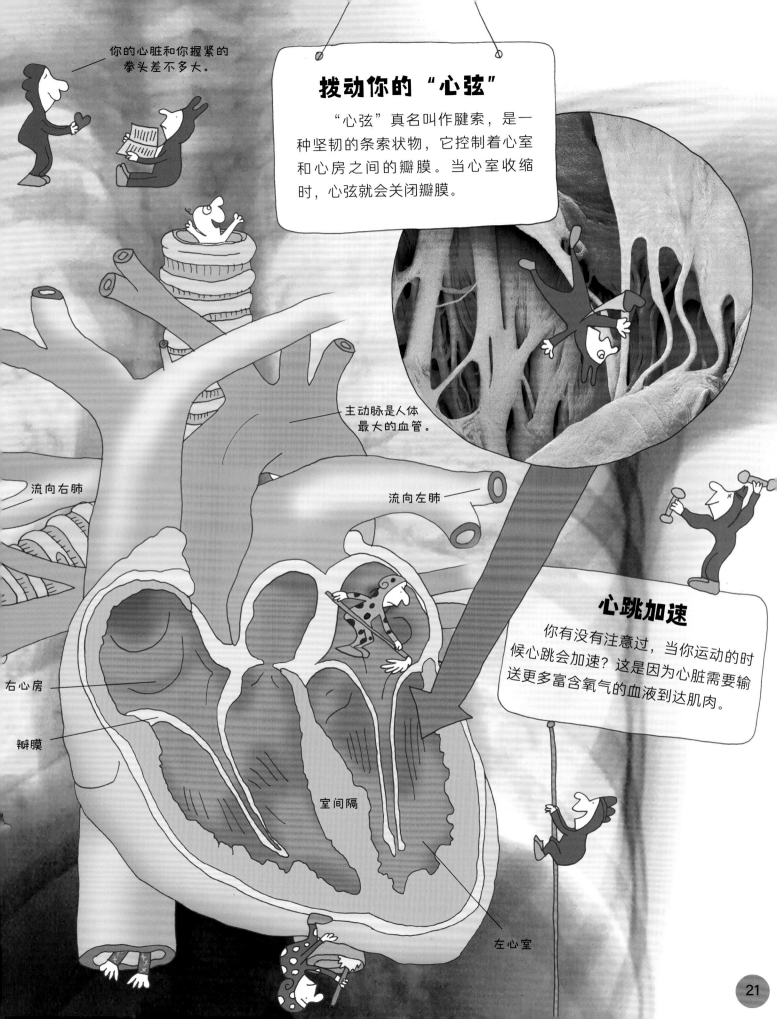

你的心脏和你握紧的拳头差不多大。

拨动你的"心弦"

"心弦"真名叫作腱索，是一种坚韧的条索状物，它控制着心室和心房之间的瓣膜。当心室收缩时，心弦就会关闭瓣膜。

主动脉是人体最大的血管。

流向右肺

流向左肺

右心房

瓣膜

室间隔

心跳加速

你有没有注意过，当你运动的时候心跳会加速？这是因为心脏需要输送更多富含氧气的血液到达肌肉。

左心室

21

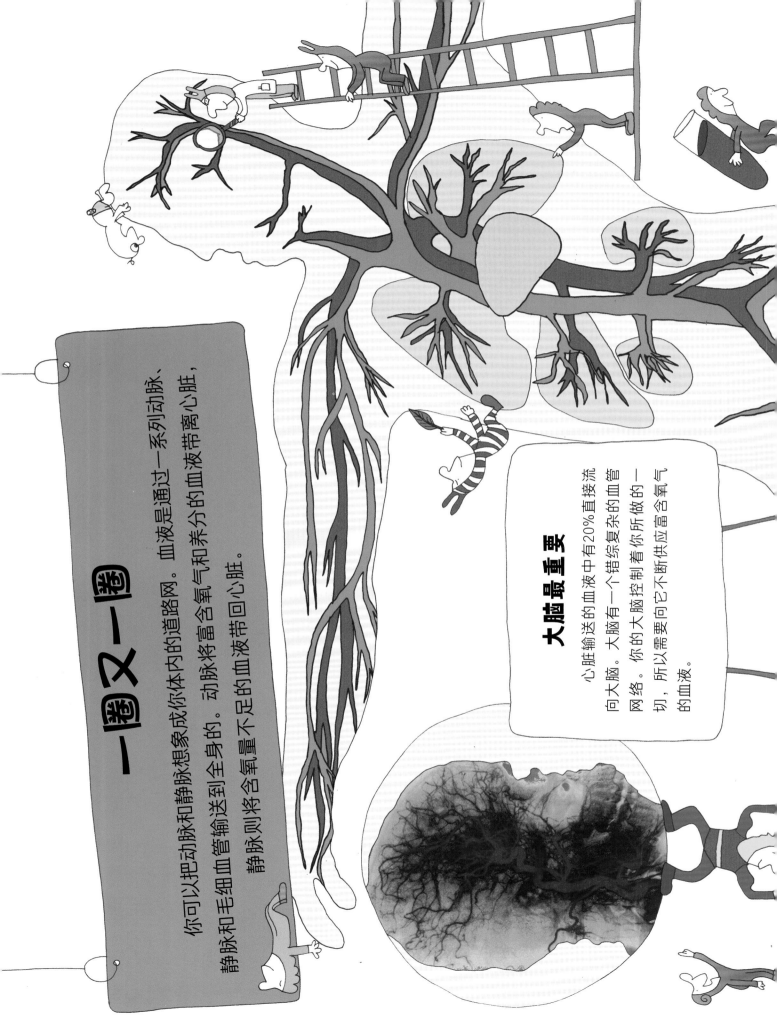

一圈又一圈

你可以把动脉和静脉想象成你体内的道路网。血液是通过一系列引动脉、静脉和毛细血管输送到全身的。动脉将富含氧气和养分的血液带离心脏。

静脉则将氧含量不足的血液带回心脏。

大脑最重要

心脏输送的血液中有20%直接流向大脑。大脑有一个错综复杂的血管网络。你的大脑控制着你所做的一切，所以需要向它不断供应富含氧气的血液。

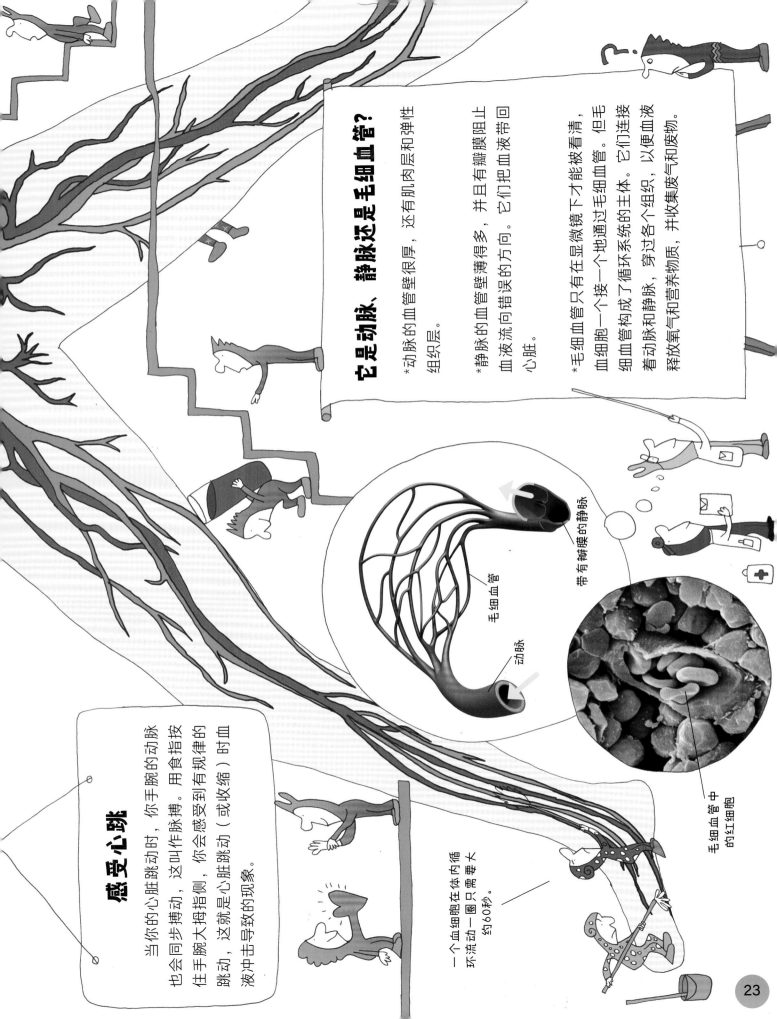

它是动脉、静脉还是毛细血管?

* 动脉的血管壁很厚，还有肌肉层和弹性组织层。

* 静脉的血管壁薄得多，并且有瓣膜阻止血液流向错误的方向。它们把血液带回心脏。

* 毛细血管只有在显微镜下才能被看清，血液一个接一个地通过毛细血管。但毛细血管构成了循环系统的主体。它们连接着动脉和静脉，穿过各个组织，以便血液释放氧气和营养物质，并收集废气和废物。

带有瓣膜的静脉

毛细血管

动脉

毛细血管中的红细胞

感受心跳

当你的心脏跳动时，你手腕的动脉也会同步搏动，这叫作脉搏。用食指按住手腕大拇指侧，你会感受到有规律的跳动，这就是心脏跳动（或收缩）时血液冲击导致的现象。

一个血细胞在体内循环流动一圈只需要大约60秒。

血细胞

你可以先把人体循环系统想象成一个道路网，再把红细胞和血浆想象成卡车，它们在道路上飞驰时会装载、卸下氧气和营养物质。这真是一个神奇的系统。

什么都有！

血液中都有什么呢？其中，一半以上由一种叫作血浆的液体组成；另一半由形状像甜甜圈的红细胞组成；还有不到1%是由白细胞和血小板组成的。

白细胞

白细胞的功能是对抗感染。白细胞的类型多种多样，因为需要它们消灭入侵人体的细菌类型也多种多样。

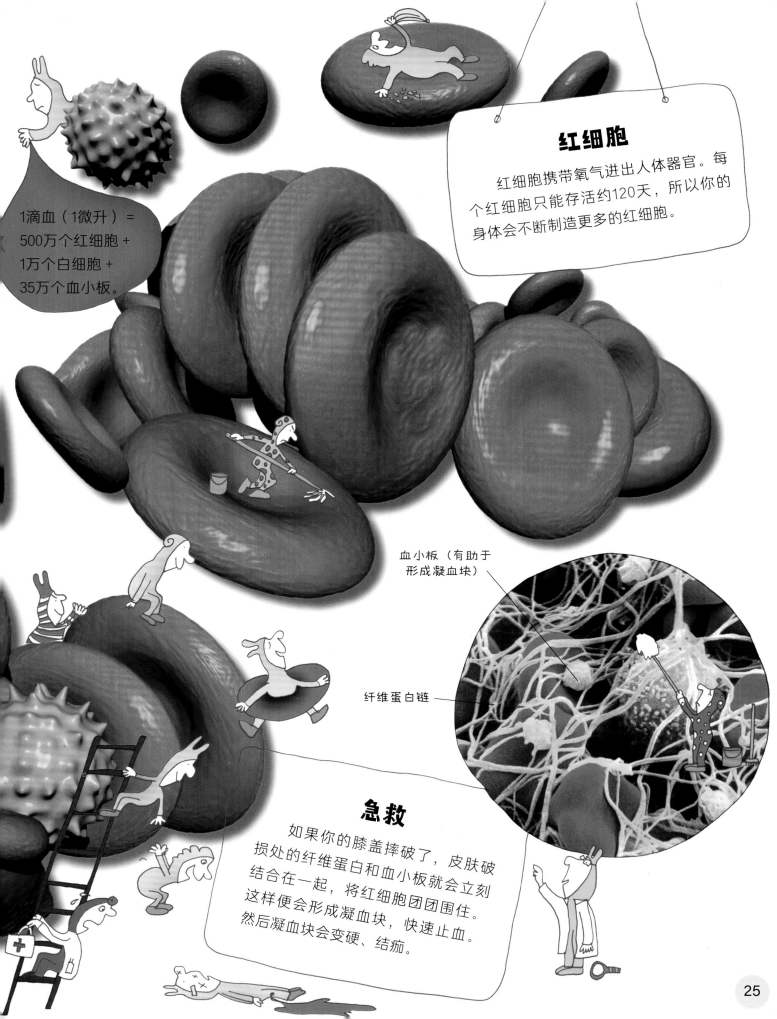

红细胞

红细胞携带氧气进出人体器官。每个红细胞只能存活约120天，所以你的身体会不断制造更多的红细胞。

1滴血（1微升）=
500万个红细胞 +
1万个白细胞 +
35万个血小板。

血小板（有助于形成凝血块）

纤维蛋白链

急救

如果你的膝盖摔破了，皮肤破损处的纤维蛋白和血小板就会立刻结合在一起，将红细胞团团围住。这样便会形成凝血块，快速止血。然后凝血块会变硬、结痂。

看着我的眼睛

当你凝视朋友的眼睛时，除了虹膜颜色和瞳孔大小，你还看到什么啦？眼睛还有很多你看不到的东西呢。让我们跟随小精灵来探索一下吧！

睫毛有助于防止灰尘进入眼睛。

保护

你的眼睛位于骨质的眼窝里，眼窝保护眼睛免受伤害。眼睑也在保护眼睛，它的作用就像汽车的雨刷器一样。

眼球运动由6块肌肉控制。

从小到大

瞳孔是虹膜中心的小孔，光线通过这里进入眼球。如果你进入一个灯光明亮的房间或阳光充足的地方，虹膜就会收缩，使瞳孔变小。如果你在较暗的地方，虹膜会使瞳孔变大，让更多的光线进来。

虹膜收缩，使瞳孔变小。

虹膜舒张，使瞳孔变大。

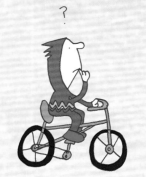

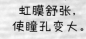

有点儿模糊！

你的眼球形状会影响你的视力。晶状体应该在眼睛后方视网膜的位置上投射出一个清晰的图像。但如果你的眼球太长或太短，那你可能需要戴眼镜才能看清事物。

如果你是近视，光线就会聚焦在视网膜的前面。

如果你是远视，光线就会聚焦在视网膜的后面。

视网膜

在眼球后方，视神经把信号从视网膜传送到大脑，大脑再将信号解读为图像。

当你哭泣的时候，眼泪汇集到了眼角的泪腺。泪腺和鼻子相通，所以你哭的时候会流出眼泪和鼻涕。

视网膜是什么？

视网膜在眼球后壁部，里面布满了视细胞。其中视锥细胞可以产生彩色视觉，在明亮的光线下更灵敏；视杆细胞能在昏暗光线下辨认黑白图的物像。

你能看到数字吗？

有些人很难区分某些颜色，这就是所谓的色盲。

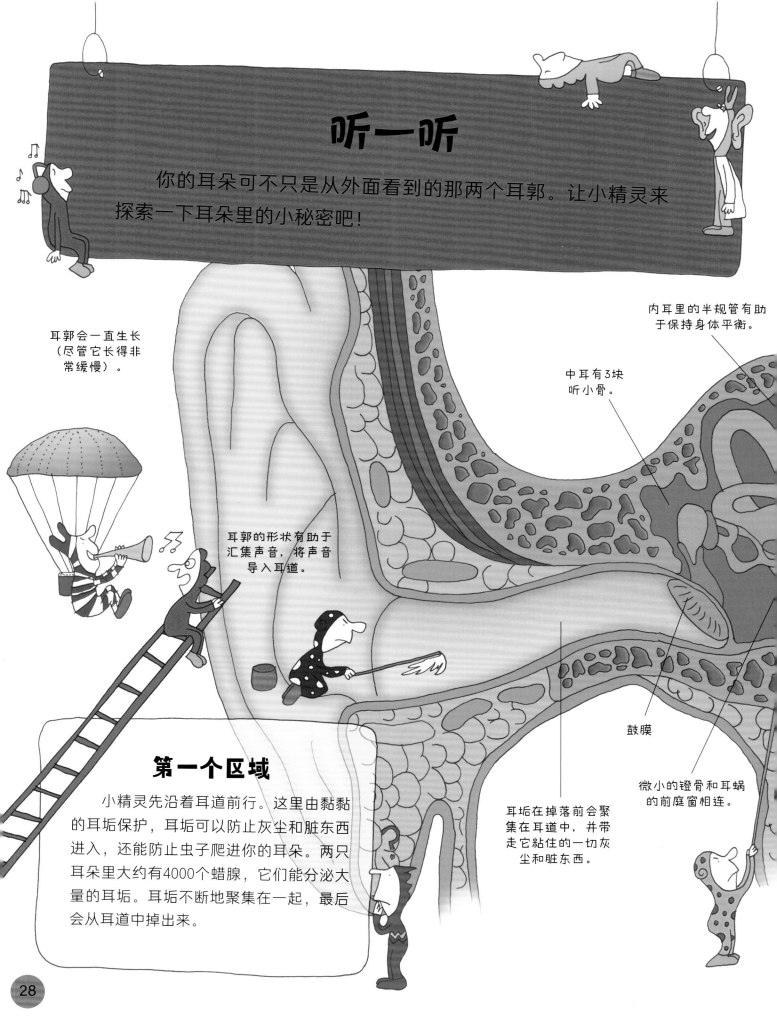

听一听

你的耳朵可不只是从外面看到的那两个耳郭。让小精灵来探索一下耳朵里的小秘密吧！

耳郭会一直生长（尽管它长得非常缓慢）。

内耳里的半规管有助于保持身体平衡。

中耳有3块听小骨。

耳郭的形状有助于汇集声音，将声音导入耳道。

鼓膜

微小的镫骨和耳蜗的前庭窗相连。

耳垢在掉落前会聚集在耳道中，并带走它粘住的一切灰尘和脏东西。

第一个区域

小精灵先沿着耳道前行。这里由黏黏的耳垢保护，耳垢可以防止灰尘和脏东西进入，还能防止虫子爬进你的耳朵。两只耳朵里大约有4000个蜡腺，它们能分泌大量的耳垢。耳垢不断地聚集在一起，最后会从耳道中掉出来。

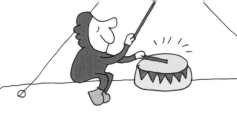

第二个区域

小精灵准备穿过鼓膜，进入充满空气的中耳。中耳里有你身体中最小的三块骨头（统称为听小骨）：锤骨、砧骨和镫骨。

收集起来

声音使我们周围的空气产生振动，振动传递到鼓膜，就像敲击鼓面一样。然后振动再从鼓膜传递给中耳内的听小骨，听小骨将振动通过前庭窗传递给内耳中的液体。

耳蜗中的纤毛能感受到周围液体的振动，并向大脑传输信号，最终形成了听觉。

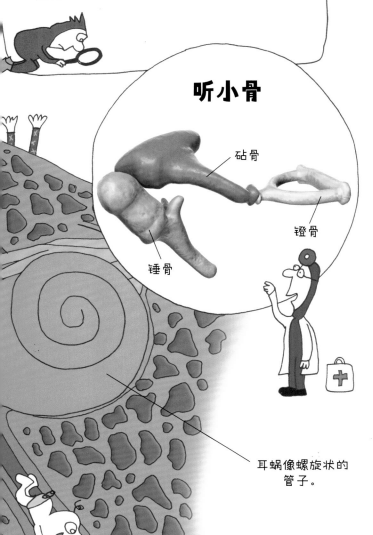

听小骨

砧骨

镫骨

锤骨

耳蜗像螺旋状的管子。

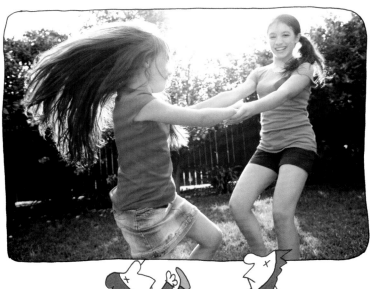

第三个区域

最后，小精灵爬过前庭窗，到达内耳。这个区域充满了液体，是耳蜗（耳朵的听觉部分）与平衡感受器的所在地。

转圈圈

耳朵可以帮你保持平衡。当你转圈的时候，你内耳半规管中的液体也会旋转。里面的纤毛可以检测到头部的运动，旋转的液体会让你感到头晕！你停下来之后，液体还在旋转，所以你还会继续感到头晕。

闻一闻

人类需要通过鼻子和嘴巴呼吸含有氧气的空气。当你用鼻子吸气时，能闻到不同的气味。这是怎么回事呢？

鼻子里面有什么？

你的鼻子有两个鼻孔，中间被鼻中隔隔开。鼻孔内的毛有助于阻挡空气中的尘埃和其他颗粒物。我们嗅到的气味分子比尘埃颗粒还要小，所以会钻进鼻子更深处。

在你的鼻腔顶端长着许多细小的纤毛。

有些东西散发的气味非常浓郁，比如臭奶酪。

当你吸气时，空气中的分子会进入你的鼻子。

我闻到午餐的味道啦！

你的鼻子里有嗅觉感受器，也叫嗅细胞。当你吸入的空气中的分子溶解在鼻腔黏液中时，这些细胞就会做出反应，向大脑发送信息。如果你感冒了，鼻子里的黏液含量变高的话，你就不太能闻到气味了。

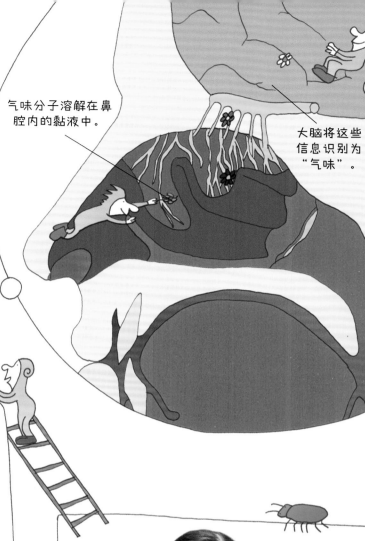

气味分子溶解在鼻腔内的黏液中。

大脑将这些信息识别为"气味"。

嗅觉感受器

团队合作

你的嗅觉和味觉密切合作，但嗅觉起主导作用。我们吃的食物80%的味道来自嗅觉——捏住你的鼻子，看看它是如何影响你的味觉的！

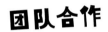

嗅觉小知识

*你可以分辨出上百万种不同的气味。

*猎犬的嗅觉比人类灵敏1000倍。

*硫醇是世界上最难闻的东西，臭鼬喷出的臭气中就含有硫醇。

阿嚏！

如果有什么东西刺激到了你的鼻子，你就会打喷嚏。这是快速把刺激物从你身体里排出来的方式！翻到下一页，了解更多关于喷嚏的知识吧。

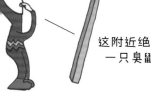
这附近绝对有一只臭鼬！

大大的喷嚏

打喷嚏时，从你鼻子里喷出来的气流时速可达150千米！打喷嚏是一种反射反应：你无法控制它，是鼻子内部受到刺激或发痒时的自动反应。

感冒啦！

感冒为什么会让你打喷嚏呢？首先，病毒进入鼻腔，攻击鼻腔内的细胞。你身体的防御系统会马上行动起来，让鼻腔分泌更多的黏液。这种刺激促使你打喷嚏，把被黏液困住的病毒排出去。

要打喷嚏了吗？用纸巾包住鼻子，然后把纸扔进垃圾桶，记得再洗洗手。

有200多种病毒可以引起感冒。翻到第56页，可以了解病毒的更多信息。

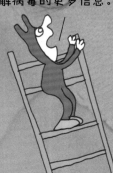

喷嚏中枢

你的大脑有一个"喷嚏中枢"，当鼻子内部受到刺激时，这个中枢就会发出警报。"喷嚏中枢"就像一个指挥所，指挥你的许多肌肉协同工作。"阿嚏"，一个喷嚏就这样诞生啦！

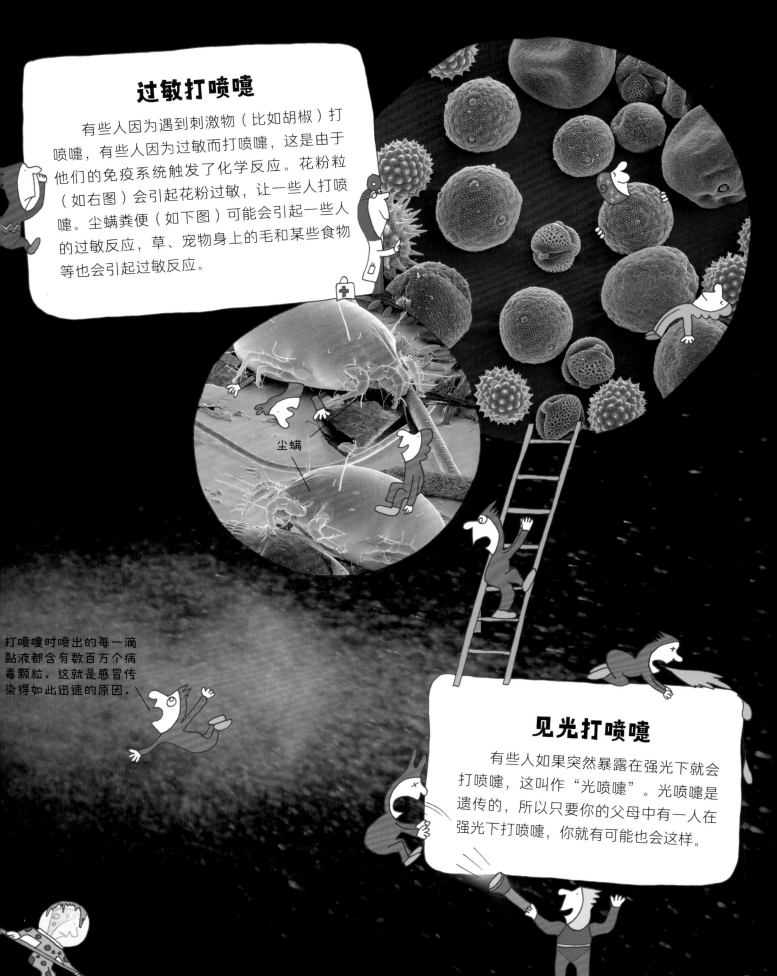

过敏打喷嚏

有些人因为遇到刺激物（比如胡椒）打喷嚏，有些人因为过敏而打喷嚏，这是由于他们的免疫系统触发了化学反应。花粉粒（如右图）会引起花粉过敏，让一些人打喷嚏。尘螨粪便（如下图）可能会引起一些人的过敏反应，草、宠物身上的毛和某些食物等也会引起过敏反应。

尘螨

打喷嚏时喷出的每一滴黏液都含有数百万个病毒颗粒。这就是感冒传染得如此迅速的原因。

见光打喷嚏

有些人如果突然暴露在强光下就会打喷嚏，这叫作"光喷嚏"。光喷嚏是遗传的，所以只要你的父母中有一人在强光下打喷嚏，你就有可能也会这样。

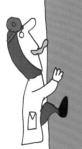

吃一口

咬一口苹果，用牙齿咬碎苹果，然后开始咀嚼，你就会尝到酸酸甜甜的味道。嘴是消化系统的入口，这里是获取生存所需水分和营养物质的第一步。

隐藏的肌肉

你可能不知道，嘴唇上也有肌肉。肌肉帮助你把食物和水送入嘴里，而且还不会让它们掉出来。这些肌肉还帮助你说话。嘴唇对触觉也很敏感——这是件好事，因为如果食物很烫或很凉的话，嘴唇就会警告你。

嘴唇上也有皮肤吗？

有的！不过，嘴唇上的皮肤比身体其他地方的皮肤要薄得多，而且没有汗腺和油脂腺，也不会长毛！

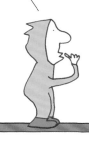

你的舌头也是由肌肉组成的，但是你能不能像这样卷舌头，取决于你是不是从父母那里遗传了这种能力。

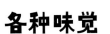

各种味觉

人们可以感知到甜、酸、咸、苦和鲜味。所有这些味道的味觉感受器都散布在舌头表面。

人类的饮食是所有动物中最多样化的。从昆虫到蔬菜和肉类，不同的食物受到了不同文化的欢迎。

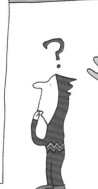

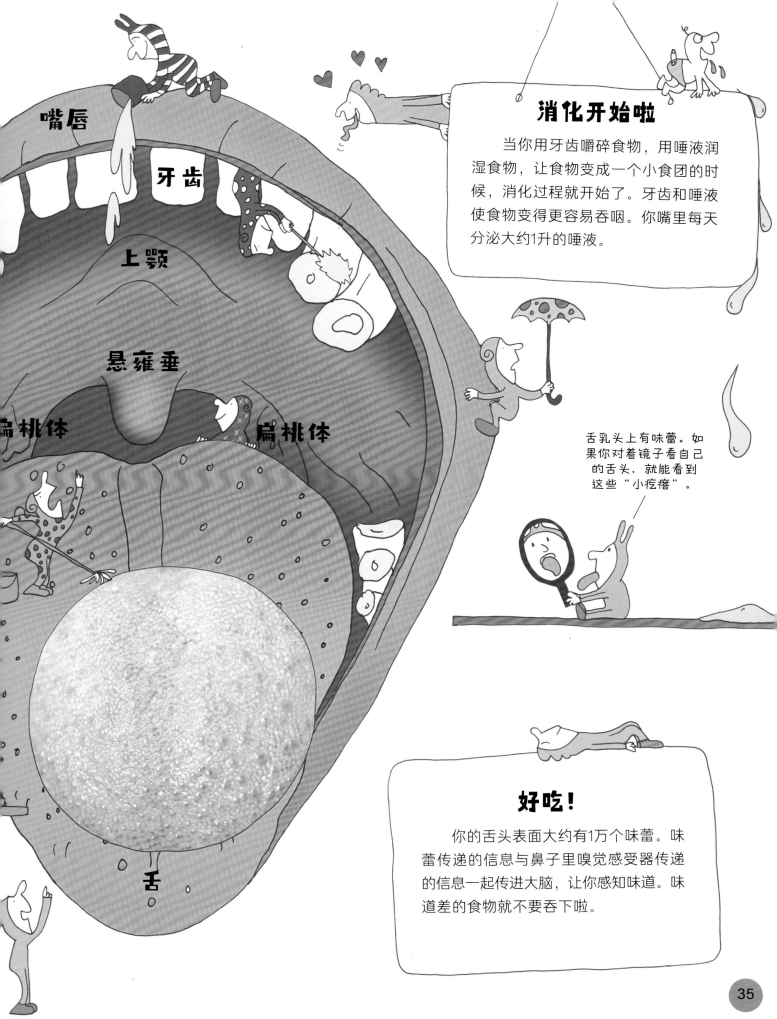

嘴唇

牙齿

上颚

悬雍垂

扁桃体

扁桃体

舌

消化开始啦

当你用牙齿嚼碎食物，用唾液润湿食物，让食物变成一个小食团的时候，消化过程就开始了。牙齿和唾液使食物变得更容易吞咽。你嘴里每天分泌大约1升的唾液。

舌乳头上有味蕾。如果你对着镜子看自己的舌头，就能看到这些"小疙瘩"。

好吃！

你的舌头表面大约有1万个味蕾。味蕾传递的信息与鼻子里嗅觉感受器传递的信息一起传进大脑，让你感知味道。味道差的食物就不要吞下啦。

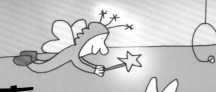

牙齿的故事

你的牙齿非常有用，如果没有它们，你连苹果也吃不了！牙齿可以切割、碾碎和咀嚼食物，帮助你把食物吞咽下去。牙齿还可以帮你清晰地发音。

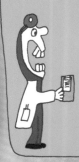

发音

你发出的声音取决于你的嘴唇、牙齿和舌头的配合。发"f"音的时候，大多数人把牙齿放在下唇上。如果你继续把牙齿放在下唇上，并保持舌尖不动，然后试着发"k"音，是不是发不出来？

两颗大门牙

门牙是用来切割食物的。换牙时，通常两颗下门牙先脱落，然后两颗上门牙再脱落。如果门牙掉了，就会露出一个大黑洞！

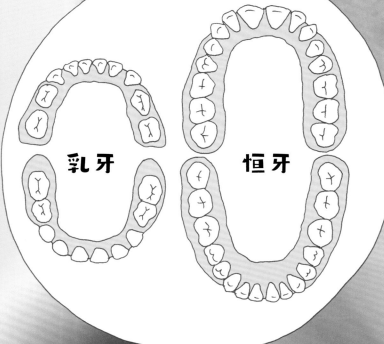

乳牙　　　恒牙

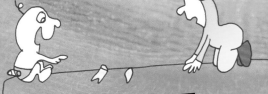

乳牙和恒牙

人类一生要长出两次牙齿。第一次长出的是乳牙，乳牙脱落后长出的是32颗恒牙。这些新牙齿会伴随你一生，所以你一定要好好照顾它们。

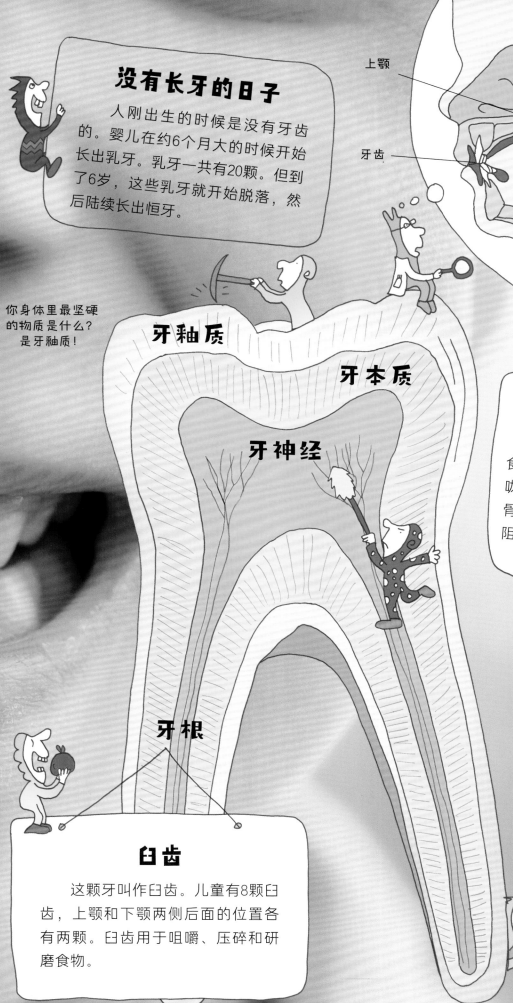

没有长牙的日子

人刚出生的时候是没有牙齿的。婴儿在约6个月大的时候开始长出乳牙。乳牙一共有20颗。但到了6岁，这些乳牙就开始脱落，然后陆续长出恒牙。

你身体里最坚硬的物质是什么？是牙釉质！

上颚

牙齿

舌头

会厌

喉咙

牙釉质

牙本质

牙神经

牙根

吃光！

牙齿把食物嚼成容易吞咽的食团。舌头把食团推向喉咙，喉咙把它吞进胃里。一块坚硬的软骨，也就是会厌，覆盖住气管，阻止食物进入肺部。

牙根

牙根的长度是牙体长度的两倍！牙齿为什么是白色的呢？因为它们被一种叫作牙釉质的坚硬物质覆盖着。

臼齿

这颗牙叫作臼齿。儿童有8颗臼齿，上颚和下颚两侧后面的位置各有两颗。臼齿用于咀嚼、压碎和研磨食物。

乳牙有很长的牙根埋在牙龈里。但是，当乳牙自然脱落时，牙根已经被身体吸收了。所以乳牙很容易脱落。这样等在下方的恒牙就能轻松地长出来。

37

食物发生了什么?

你的身体大约需要一天的时间来消化一顿饭。那么消化是什么呢?消化是把吃下的食物分解成身体所需的营养物质的过程。消化为身体的一切活动提供动力,还为身体成长和修复提供原料。

进入管子

你的消化系统就是一根很长的管子,从头到尾大约有9米长。你把食物吞进食管,食物顺着食管进入胃,再进入小肠,然后进入大肠。

翻到下一页,了解更多胃的知识!

食管

胃

看看消化时间表

一顿大餐要在胃里待4个小时,在小肠里待6个小时,在大肠里待6~7个小时,最后还要在直肠里待6~7个小时。

滑溜溜的肠道

肠道的内壁皱巴巴的,上面覆盖着黏液。黏液不仅有助于食物顺利通过,还可以保护肠道不被自身强大的消化液伤害。

大肠

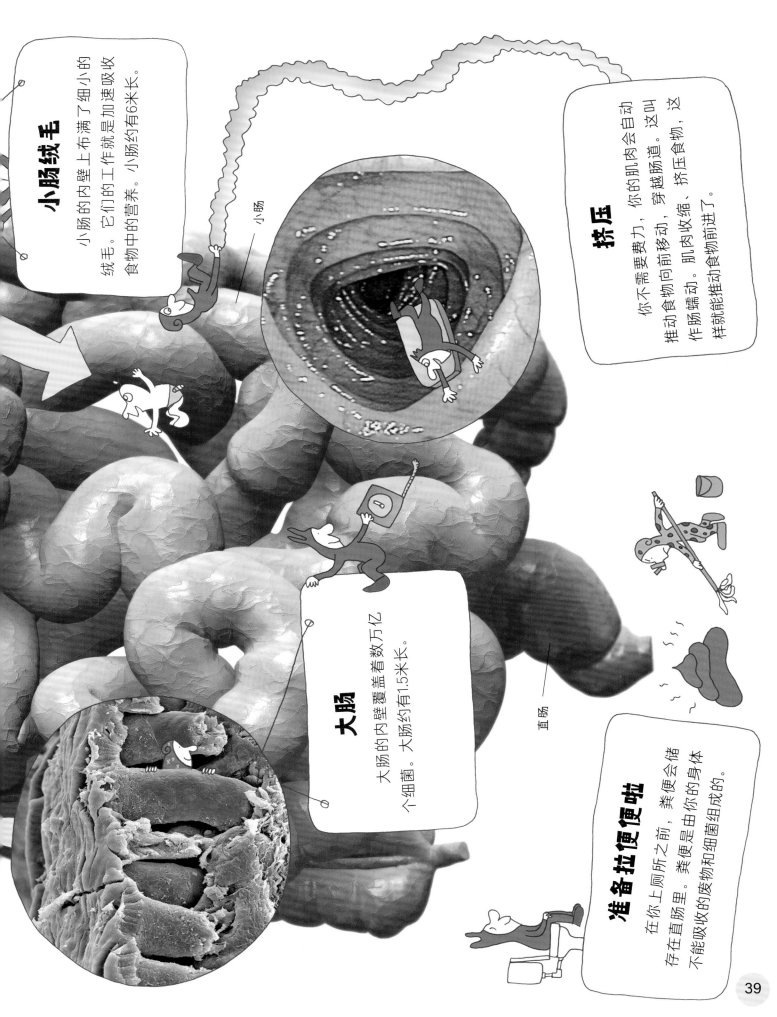

小肠绒毛

小肠的内壁上布满了细小的绒毛。它们的工作就是加速吸收食物中的营养。小肠约有6米长。

小肠

挤压

你不需要费力，你的肌肉会自动推动食物向前移动，穿越肠道。这叫作肠蠕动。肌肉收缩，挤压食物，这样就能推动食物前进了。

大肠

大肠的内壁覆盖着数万亿个细菌。大肠约有1.5米长。

直肠

准备拉便便啦

在你上厕所之前，粪便会储存在直肠里。粪便是由你的身体不能吸收的废物和细菌组成的。

39

在胃里消化

当你把食物咀嚼成食团并吞咽后，食团就会顺着食管进入你的胃。这个过程大约需要10秒钟。

胃里发生了什么？

食物在胃里和胃酸混合，并被胃壁强壮的肌肉不断挤压、搅拌，最终形成糊状的食糜。这是食物分解的必要过程，能让营养被肠道吸收。

膨胀的胃壁

胃壁充满褶皱，所以胃可以伸缩，可以从不到一杯水的容量扩张到4升水的容量。

幽门括约肌

十二指肠

继续前进

食糜离开胃之后，会通过名叫幽门括约肌的环状肌肉进入十二指肠。十二指肠是小肠的第一段。

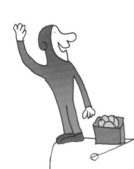

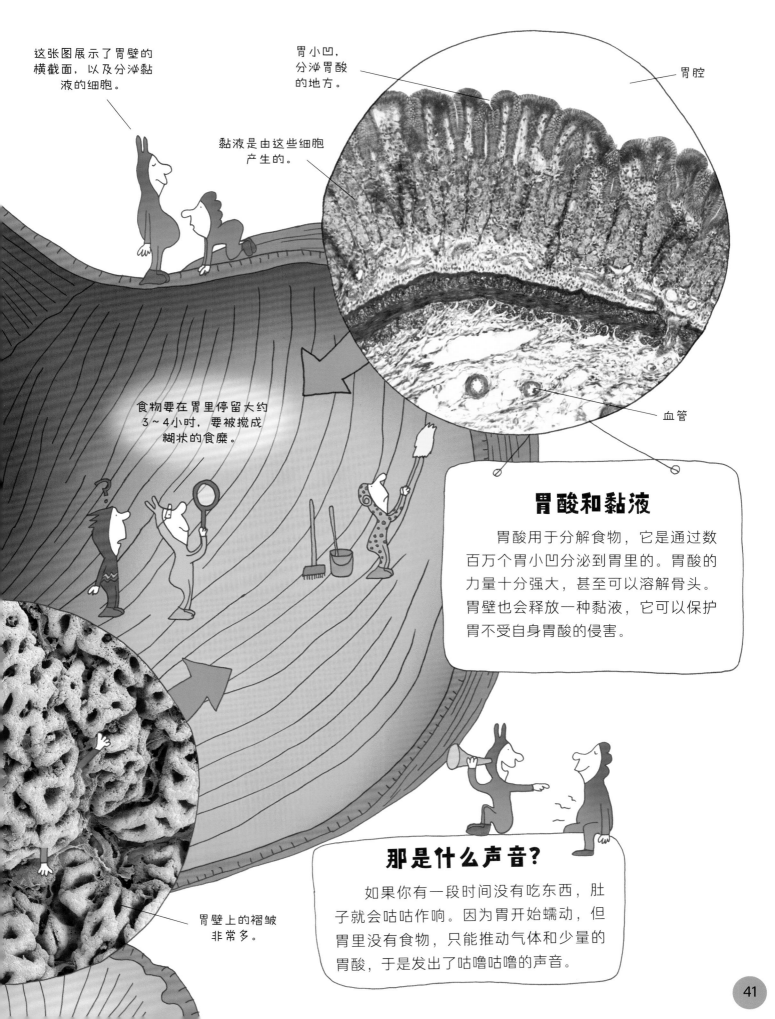

这张图展示了胃壁的横截面，以及分泌黏液的细胞。

黏液是由这些细胞产生的。

胃小凹，分泌胃酸的地方。

胃腔

血管

食物要在胃里停留大约3～4小时，要被搅成糊状的食糜。

胃壁上的褶皱非常多。

胃酸和黏液

胃酸用于分解食物，它是通过数百万个胃小凹分泌到胃里的。胃酸的力量十分强大，甚至可以溶解骨头。胃壁也会释放一种黏液，它可以保护胃不受自身胃酸的侵害。

那是什么声音？

如果你有一段时间没有吃东西，肚子就会咕咕作响。因为胃开始蠕动，但胃里没有食物，只能推动气体和少量的胃酸，于是发出了咕噜咕噜的声音。

肝脏"工厂"

肝脏位于你腹部的顶端，就在胃的上方。胃的后方是胰腺。肝脏是人体最大的内脏器官，它的血液供应十分充足。那么，肝脏到底是做什么的呢？

肝脏

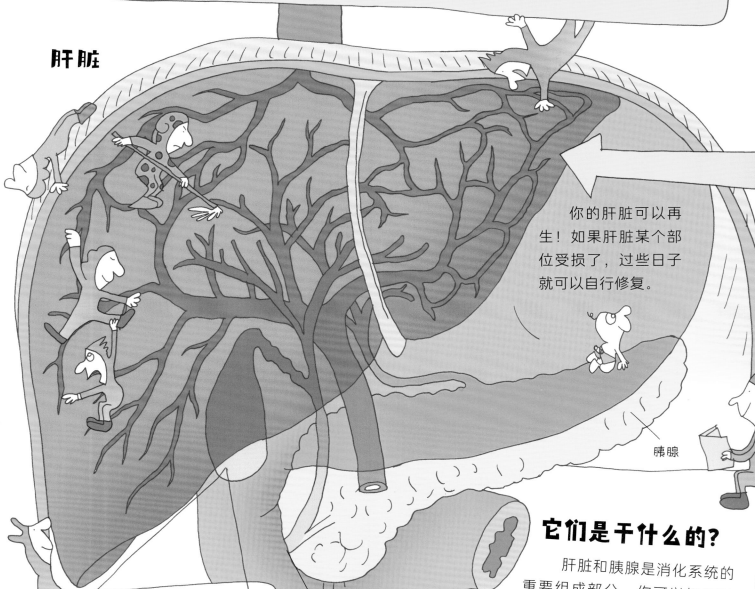

你的肝脏可以再生！如果肝脏某个部位受损了，过些日子就可以自行修复。

胰腺

它们是干什么的？

肝脏和胰腺是消化系统的重要组成部分。你可以把肝脏比作一座工厂：它把食物中的营养进行分类和储存，并运往正确的地方。肝脏还能清除血液中的有毒物质。

胆囊

胆囊是肝脏分泌胆汁后储存胆汁的地方。食物离开胃后，胆汁被释放到十二指肠，帮助分解脂肪。

肝脏、胆囊和胰腺分泌的液体都流入十二指肠。

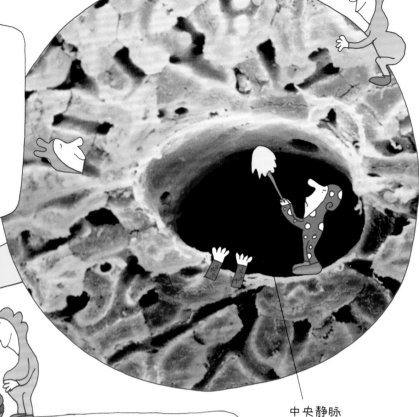

肝小叶

肝脏是由大约10万个肝小叶组成的，大多数肝小叶呈六边形。每个肝小叶都是由许多单个细胞组成的。

肝小叶

中央静脉

靠近细瞧

这张放大的图像展示了肝小叶的横截面。每个肝小叶都有一条中央静脉从中间穿过。

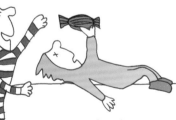

胰腺和血糖

胰腺分泌胰液，帮助分解脂肪、蛋白质和碳水化合物。它还会释放出一种化学物质，控制你血液中的血糖水平。

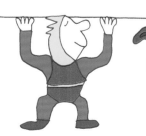

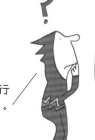

肝脏可以执行500多项任务。

肝脏的功能

*储存维生素和矿物质。
*处理从食物中吸收的营养物质。
*过滤肠道来的血液，阻止那些被错误吸收的有害物质进入人体循环系统。

*控制血液中脂肪和葡萄糖的含量。
*储存葡萄糖以备需要时释放。
*清除血液中的有毒物质。
*有助于清除细菌。

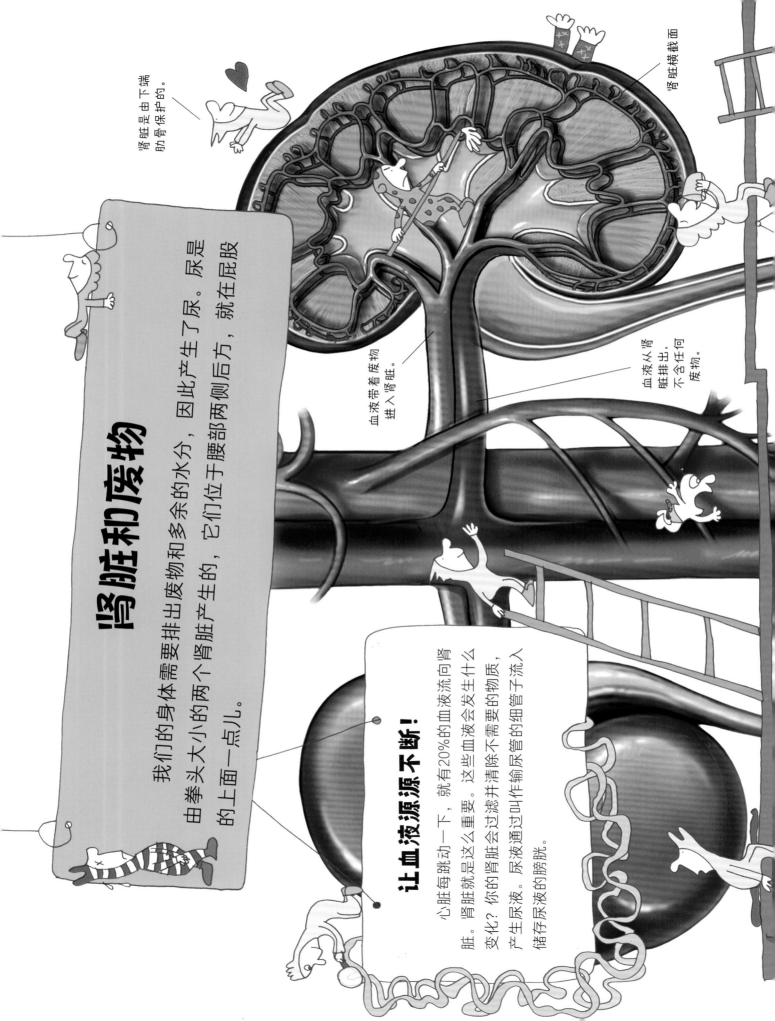

肾脏是由下端肋骨保护的。

肾脏横截面

肾脏和废物

我们的身体需要排出废物和多余的水分，因此产生了尿。尿是由拳头大小的两个肾产生的，它们位于腰部两侧后方，就在屁股的上面一点儿。

血液带着废物进入肾脏。

血液从肾脏排出，不含任何废物。

让血液源源不断!

心脏每跳动一下，就有20%的血液流向肾脏。肾脏就是这么重要。这些血液会发生什么变化? 你的肾脏会过滤并清除不需要的物质，产生尿液。尿液通过叫作输尿管的细管子流入储存尿液的膀胱。

喝得刚刚好

你的肾脏有助于控制体内的水分含量。如果你喝了太多水，肾脏排出的尿液会多；如果你喝的水少，排出体外的尿液就会少。你的大脑中有一个特殊区域，不断地检测你血液中水的含量，这样可以指导肾脏工作。

一圈又一圈

你的肾脏每天过滤的血液多达180升，产生大约1.5升的尿液。血液不断地流经肾脏，并接受肾脏的加工处理。

膀胱可扩张到很大。

尿液就从这里排出。

尿液不断地从输尿管进入膀胱。

细瞧肾小球

和其他器官一样，进入肾脏的血管也分成更小的分支。这些血管形成了上百万个微小的过滤单位，叫作肾单位，每个肾单位都有一个肾小球。这就是过滤尿液的地方。

肾小球

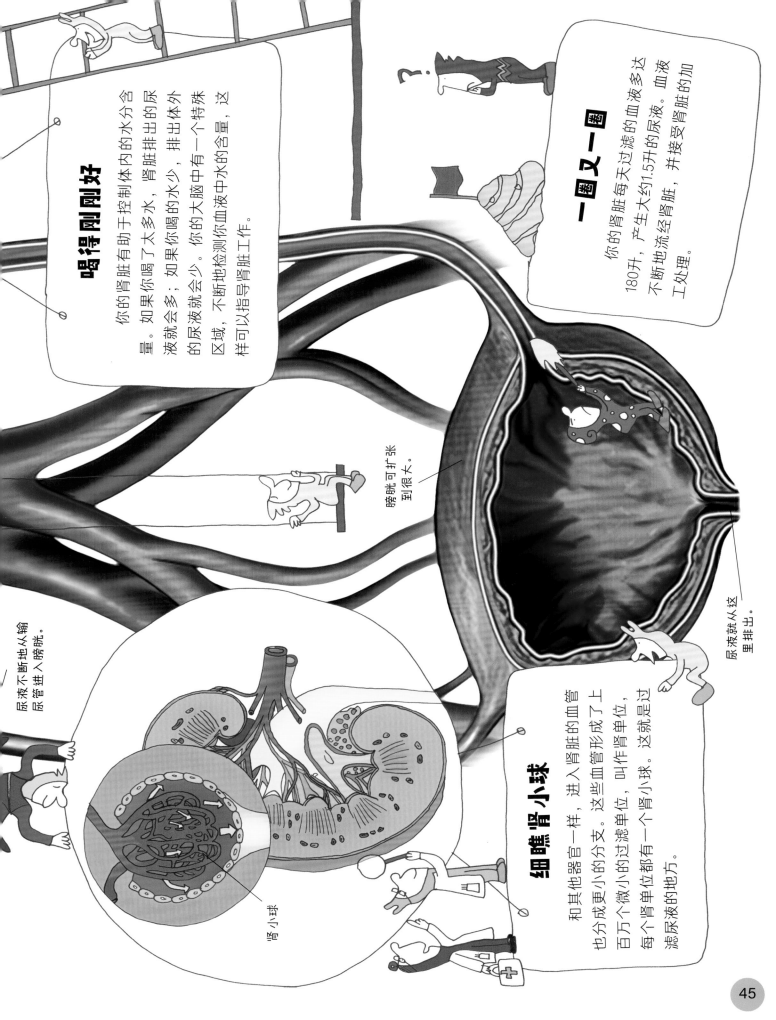

活的外套

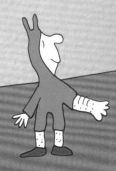

皮肤是人体最大的器官，它保护着我们的身体。皮肤就像是一件活的外套，既防水，受伤之后又能自行愈合。它还可以抵御阳光中的有害射线和各种病菌。

这是人类指尖的表面，可以看见指纹和汗珠。

一层又一层

皮肤主要有两层：较薄的外层表皮和较厚的内层真皮。真皮下面是一层脂肪。

一块手指甲大小的皮肤上就有100～600个汗腺。

我们为什么会出汗？

运动之后你就会出汗，出汗有助于让你的身体降温。这是因为汗腺释放出的汗液被蒸发，从而吸走了身体的热量。出汗的时候，真皮中的血管扩张，释放出更多的热量，因此你的皮肤会变红。

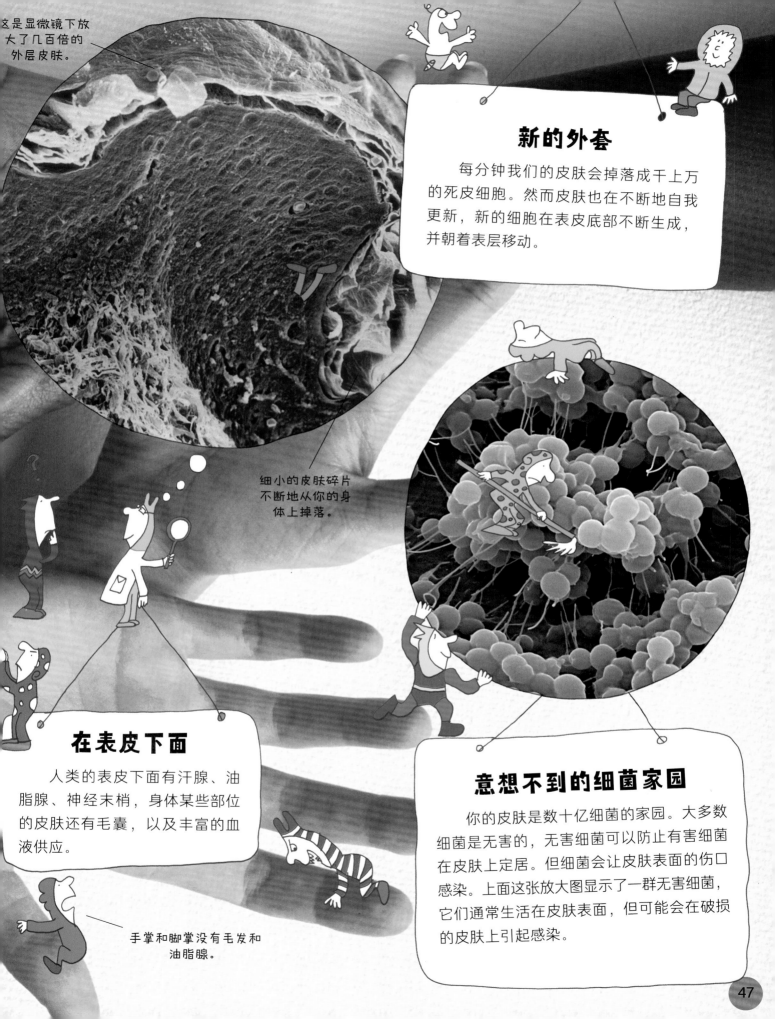

这是显微镜下放大了几百倍的外层皮肤。

新的外套

每分钟我们的皮肤会掉落成干上万的死皮细胞。然而皮肤也在不断地自我更新，新的细胞在表皮底部不断生成，并朝着表层移动。

细小的皮肤碎片不断地从你的身体上掉落。

在表皮下面

人类的表皮下面有汗腺、油脂腺、神经末梢，身体某些部位的皮肤还有毛囊，以及丰富的血液供应。

手掌和脚掌没有毛发和油脂腺。

意想不到的细菌家园

你的皮肤是数十亿细菌的家园。大多数细菌是无害的，无害细菌可以防止有害细菌在皮肤上定居。但细菌会让皮肤表面的伤口感染。上面这张放大图显示了一群无害细菌，它们通常生活在皮肤表面，但可能会在破损的皮肤上引起感染。

毛发

数以百万计的毛发几乎覆盖了你身体的每一个部位。毛发从毛囊中生长出来，由死亡细胞组成。毛囊是皮肤表面的小凹坑。每一根毛发都会持续生长好几年。

细却坚韧

毛干由多层死亡细胞组成，其中充满了一种叫作角蛋白的坚硬物质，你的指甲里也有这种物质。毛发的外层由像屋顶瓦片一样重叠的扁平细胞组成，就像右图所展示的那样。

这根毛发的放大图清晰地显示了重叠的细胞。

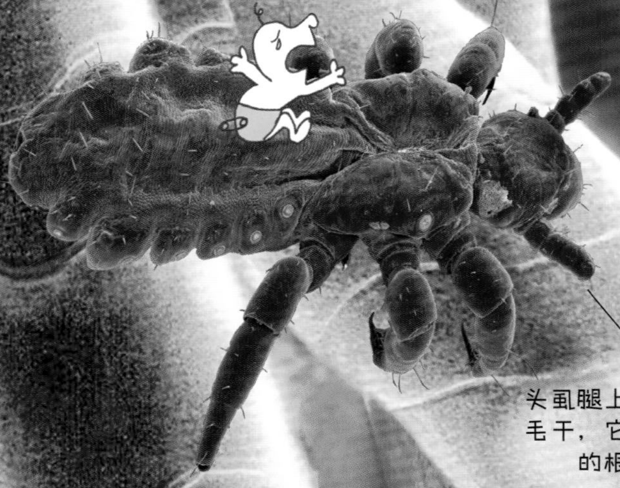

头虱腿上的爪可以抓住毛干，它们在靠近毛干的根部产卵。

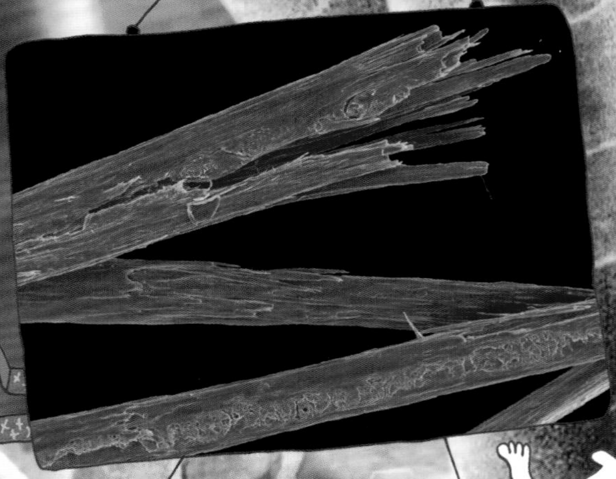

发梢分叉

有时头发末端会分叉，这种分叉会向发根蔓延。唯一的解决办法是修剪头发。

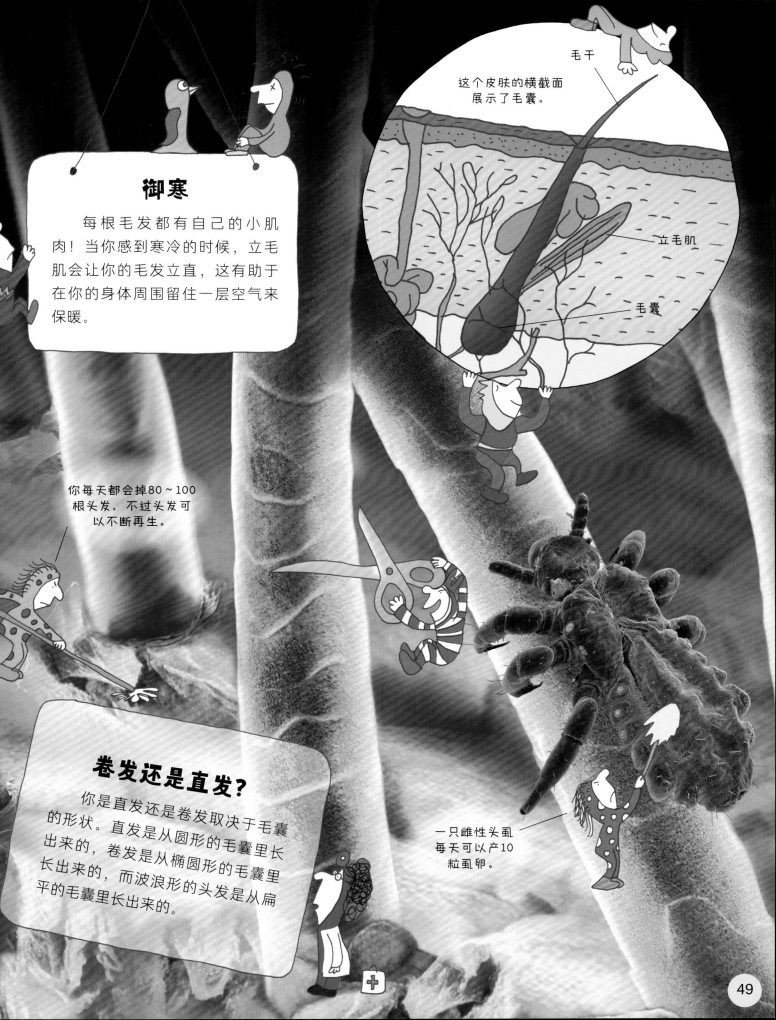

御寒

每根毛发都有自己的小肌肉！当你感到寒冷的时候，立毛肌会让你的毛发立直，这有助于在你的身体周围留住一层空气来保暖。

这个皮肤的横截面展示了毛囊。

毛干

立毛肌

毛囊

你每天都会掉80~100根头发，不过头发可以不断再生。

卷发还是直发？

你是直发还是卷发取决于毛囊的形状。直发是从圆形的毛囊里长出来的，卷发是从椭圆形的毛囊里长出来的，而波浪形的头发是从扁平的毛囊里长出来的。

一只雌性头虱每天可以产10粒虱卵。

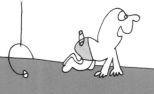

呼吸

接下来，小精灵将去人体的气管和肺部探险。气管从喉咙向下通往肺部。它是由坚硬的C形软骨环构成的。

到处分叉

气管在下部分叉，变成两个支气管，分别把空气吸入左右两个肺。支气管继续分叉，形成一个支气管网，在分支末端有叫作肺泡的气囊。整个支气管网看起来就像一棵倒立的树。

软骨环

肺的小知识

*血液到达肺部的时候，含氧量很低。血液在肺部吸取氧气之后再进行全身循环。

*你在睡觉时，每分钟呼吸16～20次。

*刚出生的小宝宝呼吸频率比成年人快多了。

我能看到自己的呼吸！

在寒冷的日子，你呼一口气就会有白雾在眼前飘过；你在镜子上哈一口气，就会看到镜子上布满了雾气。你看到的是你呼气中的水分，当水蒸气从你温暖的身体里出来到寒冷的地方时，就会从水蒸气凝结成液态的水。

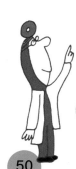

气管

肺泡

肺泡的壁很薄，被细小的毛细血管网包裹着，以便气体能够快速交换。

薄壁的气囊

微小的毛细血管网

肺泡是什么？

肺泡就是微小的气囊。氧气穿过肺泡壁进入血液。废弃的二氧化碳从血液中进入肺泡，再通过气管排出体外。

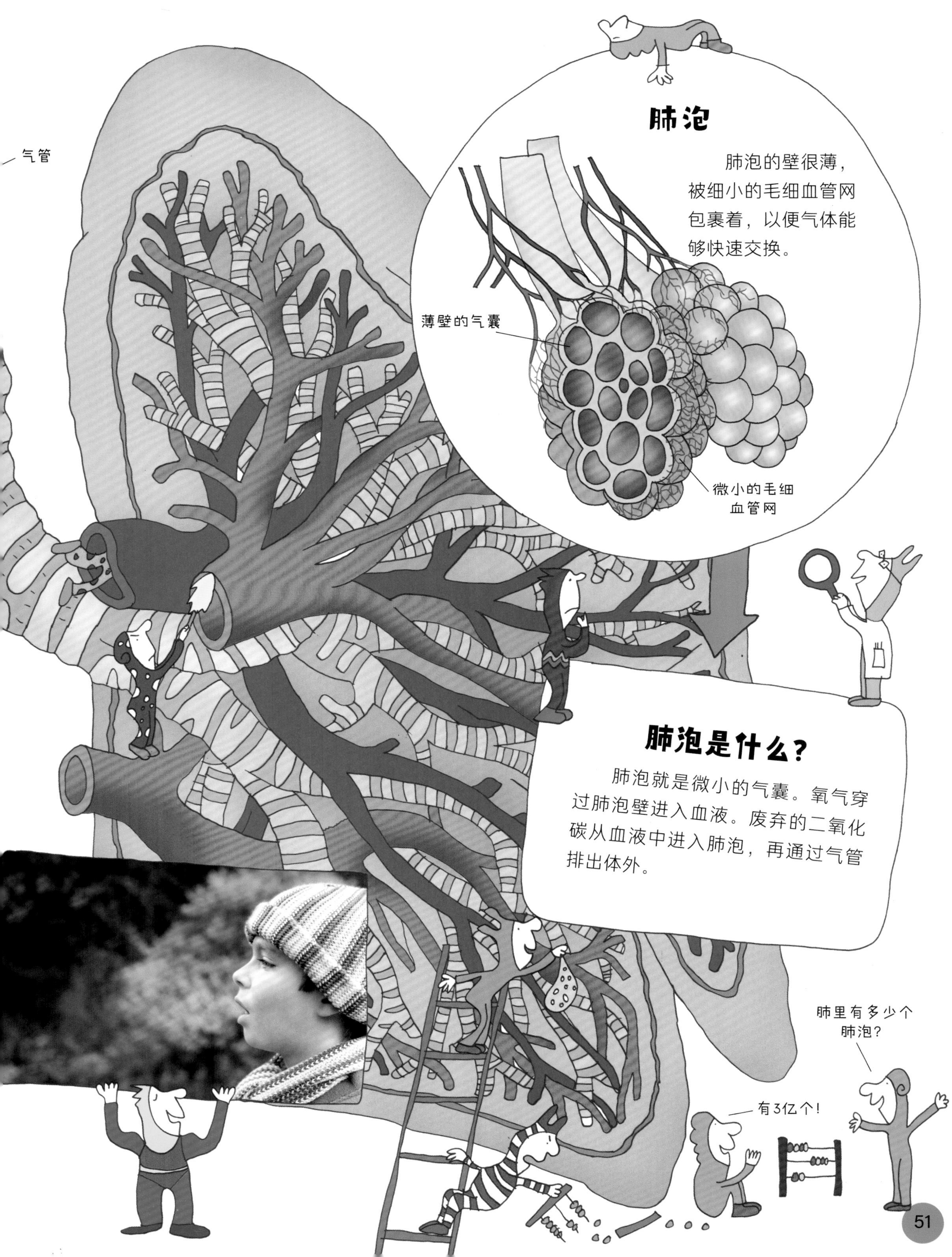

肺里有多少个肺泡？

有3亿个！

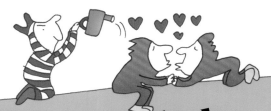

生个小宝宝

所有的动物都会繁殖后代。生个人类小宝宝需要一个爸爸和一个妈妈。这个过程的第一步就是：爸爸的精子与妈妈的卵子结合，形成一个受精卵。

精子

卵子

精子赛跑

精子是由男性产生的。这些微小的细胞有尾巴（它们是唯一有尾巴的人体细胞）。它们用尾巴游向卵细胞。通常只有一个精子与卵子结合，并让卵子受精。

通常只有一个精子让卵子受精。

接下来会发生什么？

卵子一旦受精，就会开始分裂。在卵子受精后的36小时内会分裂成两个细胞。小宝宝来啦！

受精卵通过输卵管进入子宫。

子宫

卵巢

精子为了与卵子相会而向前游动。

女性有两个卵巢，每个月有一个卵子从其中一个卵巢中排出。

卵子从卵巢中排出。

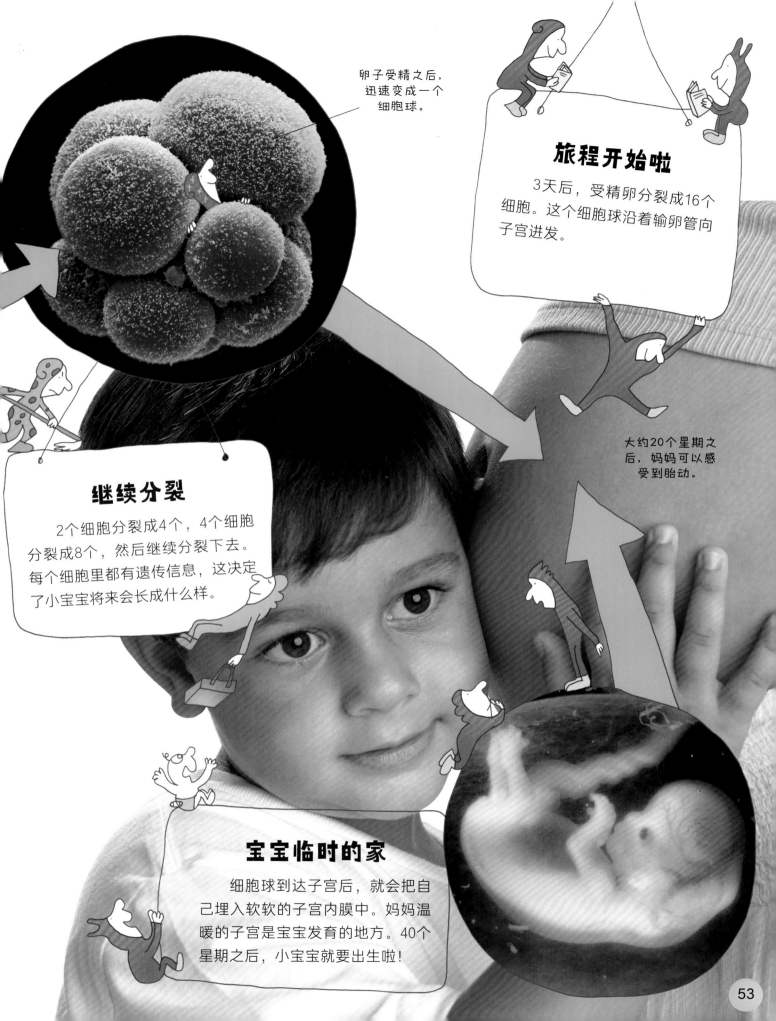

卵子受精之后，迅速变成一个细胞球。

旅程开始啦

3天后，受精卵分裂成16个细胞。这个细胞球沿着输卵管向子宫进发。

大约20个星期之后，妈妈可以感受到胎动。

继续分裂

2个细胞分裂成4个，4个细胞分裂成8个，然后继续分裂下去。每个细胞里都有遗传信息，这决定了小宝宝将来会长成什么样。

宝宝临时的家

细胞球到达子宫后，就会把自己埋入软软的子宫内膜中。妈妈温暖的子宫是宝宝发育的地方。40个星期之后，小宝宝就要出生啦！

新生儿

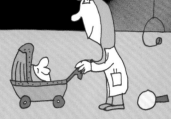

我们都是从一个比针眼还小的受精卵开始长大的。这个受精卵在妈妈的子宫内逐渐发育成了胎儿。刚开始它叫作胚胎，8周后就叫作胎儿了。让我们来看看胎儿的发育过程吧。

4周啦

在这个阶段，胚胎大约1厘米长。这时可以辨认出头部、背部和跳动的心脏，但四肢还只是微小的肢芽。

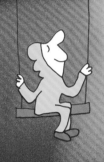

8周啦

现在胚胎可以叫作胎儿了。8周时，胎儿大约2.5厘米长。主要的身体部位都成形了。脸、微小的手指和脚趾也开始长出来了。

胎儿的小知识

*胎儿生长在一个充满羊水的囊中。羊水可以保护胎儿免受碰撞。

*胎儿通过脐带吸收营养。脐带的一端与胎儿的腹部相连，另一端通过胎盘与妈妈的血液供应系统相连。当胎儿出生后，脐带会脱落，留下一个小疙瘩，就是你肚子上的肚脐眼。

12周啦

胎儿现在约13厘米长，有了眼睑、手指甲和脚指甲。胎儿还可以张嘴和闭嘴了。

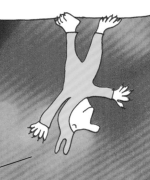

胚胎刚形成时会有一条尾巴。当胚胎长到8周大的时候，尾巴逐渐消失。

20周啦

胎儿现在已经长到17厘米长了，会做鬼脸，还会吮吸自己的拇指。胎儿能听到声音，还能辨认出妈妈的声音。

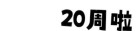

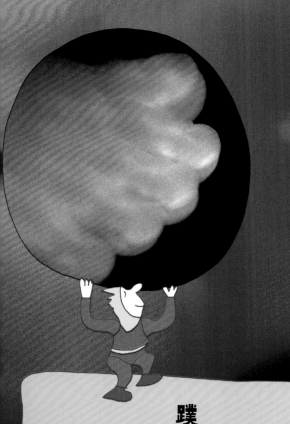

蹼

14周之前，胎儿的手和脚还是蹼状的，也就是说，手指和脚趾由皮肤连接在一起。随着

30周啦

胎儿现在有40厘米长，可以睁眼和闭眼了。胎儿皱巴巴的皮肤也变得光滑了。胎儿的肺已经发育到可以在母体外生活的程度了。

微生物来袭

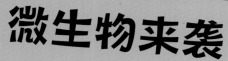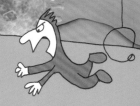

我们周围全是微生物。我们身体里有一个高效的防御系统，可以防止坏的微生物造成伤害，但有时防御系统会失灵，这样的话我们就会生病。

在显微镜下

除真菌外，微生物还包括细菌和病毒。细菌是单细胞生物，它们有各种各样的形状。病毒却不同，它们是微小的颗粒，比细菌小得多，可以侵入活细胞。但是，如果没有宿主细胞，病毒就无法繁衍。

有益的细菌

许多细菌是有益的。比如肠道中帮助消化的有益细菌，还有些种类的细菌被人们用来制作食物和药物。

细菌

细菌无处不在。数万亿细菌快乐地生活在你的皮肤上、耳朵里和消化系统中。有些细菌是有益的，但也有一些细菌会引起疾病。如果你不小心被割伤了，却没有妥善地清理干净，那么伤口可能会变得红肿，因为伤口被细菌感染了。

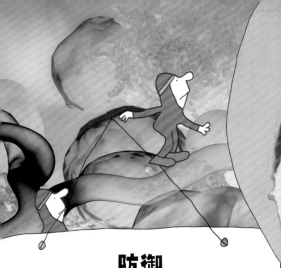

白细胞正在
吞噬细菌。

防御

你的身体里有一个抵抗感染的免疫系统。白细胞就是免疫系统的组成部分。一些白细胞会吞噬细菌，还有一些白细胞会产生一种叫作抗体的物质，它们会黏附在细菌或病毒上，抵御袭击。

细菌数量可以在20分钟内翻一番。

请求外援

你注射过疫苗吗？疫苗是由虚弱或死亡的细菌或病毒组成的，也有用细菌产生的毒素制成的疫苗。疫苗里的细菌和病毒非常微弱，不会伤害到你，反而可以助力你的身体对抗特定的疾病。因为注射疫苗后，你的身体就会产生抗体。

细菌和病毒引起的疾病

细菌	病毒
*疖子	*感冒
*喉咙痛	*麻疹
*食物中毒	*水痘
*脓疱	*疱疹
*耳部感染	*流感
	*新型冠状病毒肺炎

有些细菌长了小尾巴，帮助它们移动。

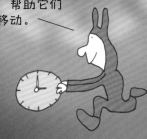

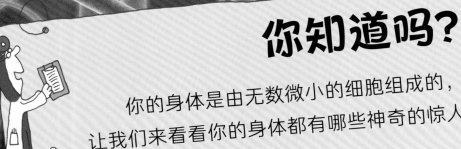

你知道吗？

你的身体是由无数微小的细胞组成的，就像一架神奇的机器。
让我们来看看你的身体都有哪些神奇的惊人事实吧！

睡觉的知识

总的来说，你生命中大约有⅓的时间都是在睡眠中度过的。每天晚上睡觉时，你会变换约45次睡姿。

触碰到一个东西时，你的大脑会在百分之一秒之内分析这种触觉。

质量

肌肉占你身体质量的40%，而大脑只占2%。

每分钟约有5万片皮肤碎屑从身体上掉落下来。

早晨起床时的身高要比晚上睡觉前高一点点，因为脊椎中的软骨盘会在白天被稍稍压扁一点！

你每天都要呼吸约2.5万次。

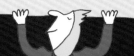

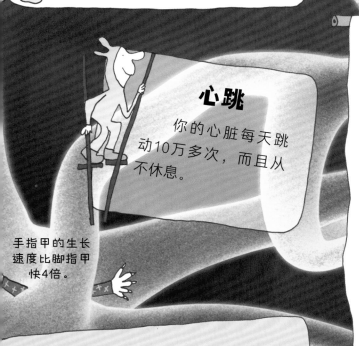

在你看这本书的时候，你75%的血液在静脉里，20%在动脉里，还有5%在毛细血管里。

向远看

大多数人都能看到1.6千米之外点燃的蜡烛。

心跳

你的心脏每天跳动10万多次，而且从不休息。

手指甲的生长速度比脚指甲快4倍。

你一年要吃掉大约500千克的食物。这相当于20个9岁儿童的体重！

信不信由你，人体内的含铁量足以制作一根2.5厘米长的钉子。

关于人体探究的历史

公元前420年左右，一位名叫希波克拉底的古希腊医生认为：一个人周围的环境是导致生病的原因。在此之前，人们认为魔法会导致疾病——这是来自神的惩罚。希波克拉底被现代人称为"西方医学之父"。

公元前350年左右，古希腊哲学家亚里士多德认为，心脏是人思想和感觉的器官。我们现在知道了这个器官是大脑。

公元190年左右，人们对人体功能的描述大多是错误的，但直到16世纪，这些错误描述才受到质疑。

1487年前后，列奥纳多·达·芬奇绘制的素描作品《维特鲁威人》展示了完美比例的人体。

1590年，显微镜被发明出来了。这对人体的研究产生了巨大的影响。

1667年，人们进行了第一次输血治疗，用的是绵羊的血。

1818年，人对人输血首次获得成功。

1895年，X射线被发现。

1906年，人们发现了食物中维生素对人体的重要性。

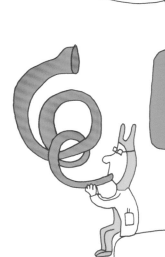
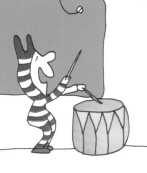

词汇表

DNA：全称为脱氧核糖核酸。DNA分子存在于细胞核内，包含生物的遗传信息。

鼻纤毛：鼻黏膜上的细小的毛发状结构。

肠：食物在消化过程中经过的器官。

大脑：神经系统最高级部分，由左、右两个半球组成。

大脑皮层：大脑的最外层。

动脉：将血液从心脏输送到全身的血管网络。

耳郭：外耳的一部分，用来收集声波。

二氧化碳：人类呼出的废气。

反射反应：一种无意识发生的飞速反应（比如手指被针扎后会快速移开）。

粪便：消化后产生的固体废物。

感官：人体感受周围世界的方式。包括听觉、视觉、嗅觉、味觉和触觉这五种感官。

关节：两块或更多骨骼连接的部位。

汗（液）：含有废物的含盐液体。它通过皮肤上的汗孔释放出来，帮助身体降温。

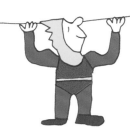
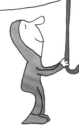

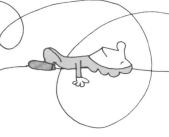

虹膜： 眼球壁中层的扁圆形环状薄膜。虹膜控制瞳孔的大小。

滑液： 能使关节平稳运动的液体。

肌腱： 把肌肉和骨骼连接起来的结实的结缔组织。

肌肉： 一种身体组织，负责身体运动。

脊髓： 脊椎里的一束神经，使大脑能够与身体交流。

脊椎骨： 构成脊柱的骨骼。

静脉： 将身体里的血液输送回心脏的血管网络。

毛细血管： 一种微小的血管，血液通过它到达身体的细胞。

黏液： 黏稠、滑溜的液体。口腔、鼻腔、喉咙和肠道都能分泌黏液。

器官： 几种组织结合形成的结构，具有特定的功能。

韧带： 略有弹性的带状组织，可以把骨骼连接在一起。

蠕动： 肌肉推动食物通过小肠的运动。

软骨： 一种坚硬但有弹性的组织，与骨骼一起支撑身体。婴儿的软骨比成人多。

神经： 聚集成束的神经纤维，在大脑、脊髓和身体之间传递信号。

神经元： 组成大脑、脊髓和神经系统的神经细胞。

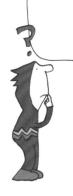
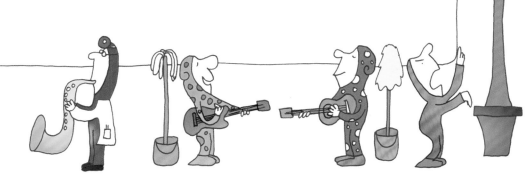

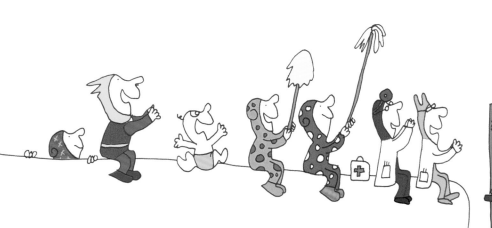

视网膜：眼球壁探测光线的内层。

瞳孔：眼睛虹膜中央的小圆孔。

唾液：口腔中产生的液体，有助于湿润食物，方便吞咽。

细胞：人体的基本组成单位。

消化：分解食物的过程。

心房：心脏上面的两个腔室。

心室：心脏下方的两个腔室。

血管：在身体各处运输血液的动脉、静脉和毛细血管的统称。

血浆：血液中运输营养物质的液体，血细胞悬浮在其中。

氧气：人类从空气中吸收的气体。细胞需要它来释放能量。

营养：食物中对身体有用的物质，比如蛋白质、碳水化合物和维生素等。

组织：由形态、功能相同或相似的细胞组成的结构。

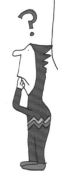

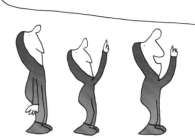

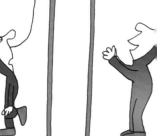

读完这本书后，你学到了哪些知识？
快把它们记录下来吧！

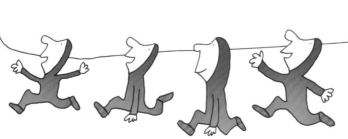
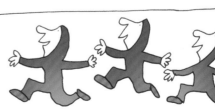

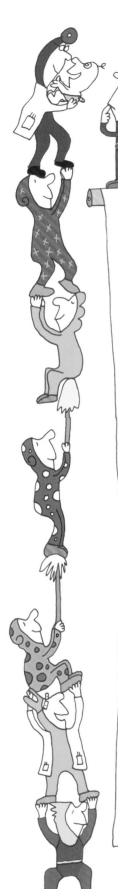

致谢

DK感谢下列图片提供者：

Corbis: Corbis Yellow 53; Michael Delannoy / Visuals Unlimited 17tr; Dennis Kunkel Microscopy, Inc. / Visuals Unlimited 48crb; Dr. Wolf Fahrenbach / Visuals Unlimited 46cl; Jose Luis Pelaez, Inc. / Blend Images 31cr; Dr. Richard Kessel & Dr. Randy Kardon / Tissues & Organs / Visuals Unlimited 23fcrb; MedicalRF.com 13cr, 29cla, 38-39; David Scharf / Science Faction 47cr; Visuals Unlimited 12cr. **Dorling Kindersley:** Photolibrary / Brand X Pictures / Steve Allen 27bl. **Dreamstime.com:** Makidotvn (c) 14-15; Parinyabinsuk (l) 30.
Getty Images: Rubberball / Erik Isakson (c) 12-13; CMSP 22bc; DEA Picture Library 28-29; Nicole Hill 12-13; Sarah Leen / National Geographic 46-47; Lifesize / Charles Nesbit 10-11; Lifesize / PNC 36-37; Y. Nikas / Biol Reprod / Stone 53tl; NucleusMedicalArt.com 44-45; Photodisc / Compassionate Eye Foundation / Christa Renee 29cr; Photodisc / RK Studio / Shea Pollard 17; Photographer's Choice / Michael Dunning 26-27; Riser / Nick Dolding 30; SW Productions / Photodisc 6-7; Workbook Stock / Koval Image Creation 35clb.
iStockphoto.com: Johanna Goodyear 26br; Alexey Stiop 26bl. **Science Photo Library:** 9bl, 14cb (smooth muscle); Biology Media 57tr; Ian Boddy 14-15, 51bl; Neil Bromhall 55tr; Neil Bromhall / Genesis Films 54-55; Scott Camazine 20-21; CNRI 25crb, 30-31ca; Thomas Deerinck, NCMIR 18tr; Stefan Diller 8cr; Edelmann 55cl; Eye Of Science 38tr; Gilles 45bl; Eric Grave 14bc; Steve Gschmeissner 9fbl, 39bl, 40-41cb, 41tr, 47tl, 48clb, 48cra, 49crb; Hybrid Medical Animation 58-59; Mehau Kulyk 17cra; Damien Lovegrove 32; David M. Martin, MD 39ca; Matt Meadows, Peter Arnold Inc. 33cb; Medical Rf.com 56-57; Medimage 11bl; Astrid & Hans-Frieder Michler 14cb (heart muscle); Dr G. Moscoso 53br; Anatomical Travelogue 43cla, 48-49; Prof. P. Motta / Dept. Of Anatomy / University "La Sapienza", Rome 43tr; National Cancer Institute 24; Susumu Nishinaga 9bc, 21tr, 30cr; Pasieka 8bl, 9tl, 50r; D. Phillips 52cr; David Scharf 33tr; Sovereign, ISM 19bl; Andrew Syred 33ca; Victor Habbick Visions 24-25.

Cover images: *Front:* **Dreamstime.com:** Ozgur Coskun; *Back:* **Dreamstime.com:** Chrischrisw cla.

All other images © Dorling Kindersley
For further information see:
www.dkimages.com

DK小精灵
漫游动物世界

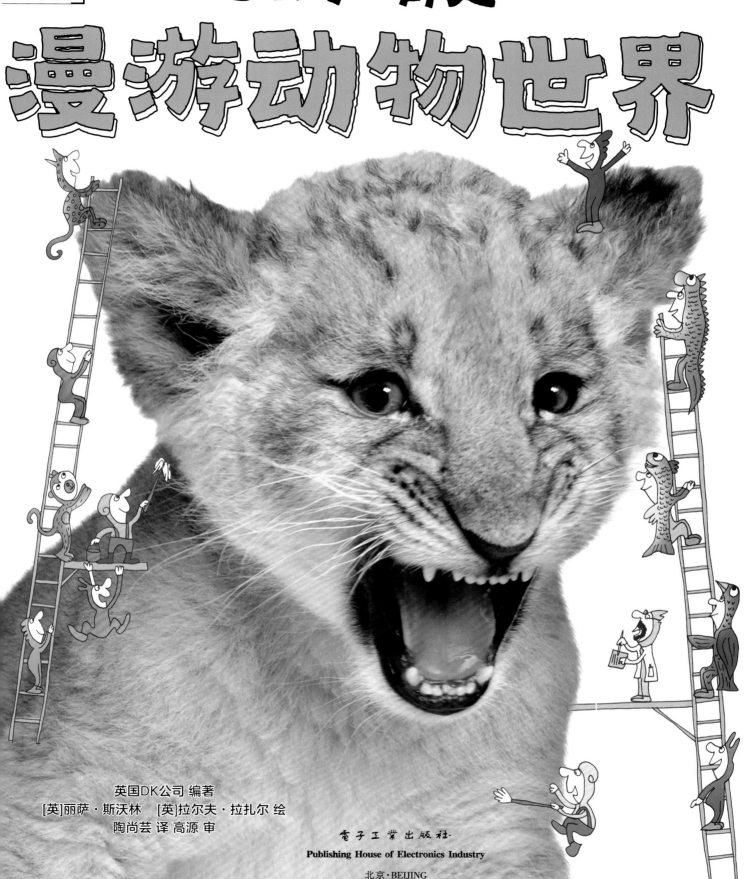

英国DK公司 编著

[英]丽萨·斯沃林　[英]拉尔夫·拉扎尔 绘

陶尚芸 译 高源 审

电子工业出版社·
Publishing House of Electronics Industry
北京·BEIJING

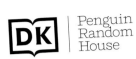

Original Title: The Little Brainwaves Investigate Animals
Copyright © Dorling Kindersley Limited, 2010, 2021
A Penguin Random House Company

本书中文简体版专有出版权由Dorling Kindersley Limited授予电子工业出版社，未经许可，不得以任何方式复制或抄袭本书的任何部分。

版权贸易合同登记号　图字：01-2021-6127

图书在版编目（CIP）数据

漫游动物世界 / 英国DK公司编著；（英）丽萨·斯沃林，（英）拉尔夫·拉扎尔绘；陶尚芸译. --北京：电子工业出版社，2022.3
（DK小精灵）
ISBN 978-7-121-42950-7

Ⅰ.①漫… Ⅱ.①英… ②丽… ③拉… ④陶… Ⅲ.①动物—少儿读物 Ⅳ.①Q95-49

中国版本图书馆CIP数据核字（2022）第026473号

责任编辑：张莉莉
印　　刷：北京华联印刷有限公司
装　　订：北京华联印刷有限公司
出版发行：电子工业出版社
　　　　　北京市海淀区万寿路173信箱　邮编：100036
开　　本：787×1092　1/16　印张：8　字数：79.8千字
版　　次：2022年3月第1版
印　　次：2022年3月第1次印刷
定　　价：128.00元（全2册）

凡所购买电子工业出版社图书有缺损问题，请向购买书店调换。若书店售缺，请与本社发行部联系，联系及邮购电话：（010）88254888，88258888。
质量投诉请发邮件至zlts@phei.com.cn，盗版侵权举报请发邮件至dbqq@phei.com.cn。
本书咨询联系方式：（010）88254161转1835，zhanglili@phei.com.cn。

For the curious
www.dk.com

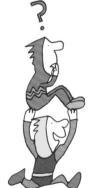

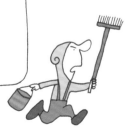

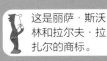

这是丽萨·斯沃林和拉尔夫·拉扎尔的商标。

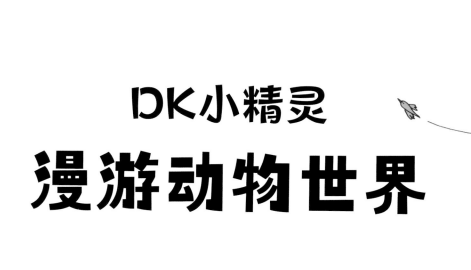

DK小精灵
漫游动物世界

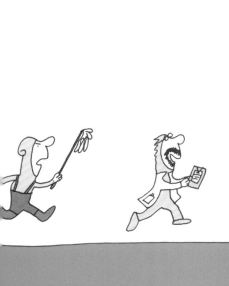

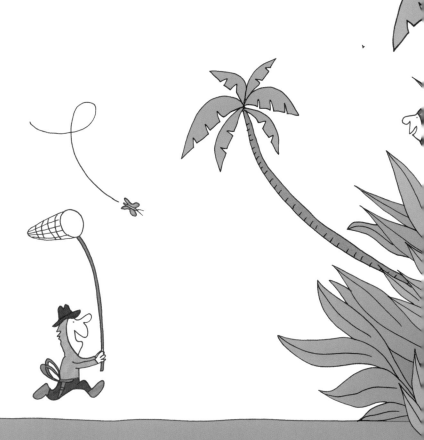

目录

发现小精灵啦！

小精灵就是有着奇思妙想的小不点儿！跟着他们探索丰富多彩、信息量巨大的奇趣动物世界吧！这些可爱的小人儿在接下来的每一页中都会精彩亮相，先来认识一下他们吧。

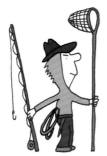

探险家艾德

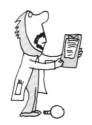

兽医文斯

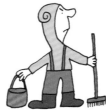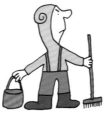

莫普和波普，动物园双胞胎管理员

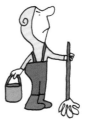

谷比

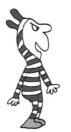

"小淘气"奈德

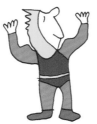

强壮先生

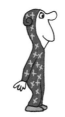

"隐形人"哈利

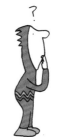

小精灵

什么是动物?

地球上生活着许许多多种不同类型的动物和植物。它们都能生长、摄取能量和繁衍后代。动物还可以做一些植物做不到的事情，比如移动，大多数动物都能移动。

还有什么呢？现在让我们跟着小精灵一起探秘动物的世界吧！

五花八门的动物

动物可以分为脊椎动物和无脊椎动物，其中绝大部分是无脊椎动物，它们大多是一些令小朋友们害怕的小爬虫。而脊椎动物，它们长有脊椎，大体可以分为哺乳类、鸟类、鱼类、爬行类和两栖类。

脊椎动物

哺乳类

我们人类是哺乳动物。狮子、老虎、老鼠、鲸鱼和海豹也是哺乳动物。哺乳动物的妈妈用乳汁哺育宝宝。

鸟类

鸟类随处可见，我们有时能在黎明时分听到它们的歌声。鸟类有羽毛，几乎都会飞翔。

爬行类

大多数爬行动物通过产卵繁殖后代。它们的皮肤干燥，表面覆盖着保护性鳞片或角质层。蛇就是一种爬行动物。

两栖类

两栖动物的皮肤柔软，而且必须保持湿润。它们出生在水中，但它们的成体大多数用肺呼吸。

鱼类

鱼类在水中生活。它们有鱼鳍和一层可以保护它们身体的鳞片。大多数鱼类用鳃呼吸。

一条食物链

一切生物都需要从外界获取能量。植物可以从太阳那里获取能量。如果植物被动物吃掉了，植物的能量就传递给了动物。而当这个动物被比它更强大的动物吃掉时，它的能量就传递给了后者。这就叫作食物链。

太阳的能量可以让植物生长。

食物链顶端的肉食动物，比如鹰，可以吃蛇。

植食动物吃植物或植物的种子。

肉食动物，比如蛇，捕食植食动物。

什么动物不会动？

珊瑚不会动。

无脊椎动物

昆虫纲

蝴蝶、飞蛾、苍蝇、甲虫、蚊子……昆虫无处不在。事实上，我们已知的昆虫种类超过了100万种。

蛛形纲

你知道吗？扁虱和螨虫是蜘蛛的亲戚！它们都有8条腿，属于蛛形纲动物，而不是昆虫。

其他无脊椎动物

从花园里的蜗牛到海洋里的海绵动物，地球上还生存着各种各样的无脊椎动物，非常神奇！

无脊椎动物太多了！

学名

所有动物都有拉丁文学名，这是世界各地说不同语言的科学家都认可和使用的统一名称。同一种动物在不同的地方可能会有不同的名字，但拉丁文学名是唯一的。

美洲知更鸟旅鸫，拉丁文学名叫 *Turdus migratorius*。
欧洲知更鸟欧亚鸲，拉丁文学名叫 *Erithacus rubecula*。

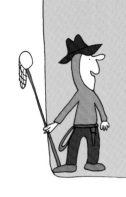

什么是哺乳动物?

世界上有6000多种哺乳动物,从小巧的鼩鼱和蝙蝠到巨大的蓝鲸,小型哺乳动物和大型哺乳动物应有尽有。哺乳动物的某些共有的特征将它们与其他动物区分开来。

大部分鲸和海豚身上没有毛,但有些鲸和海豚的嘴巴周围长有毛。

哪些哺乳动物没有毛呢?

会生小宝宝

大多数哺乳动物会生幼崽。许多幼崽长得很像"迷你版"的父母,而且发育完整,但这并不意味着它们可以独立生存。在那之前,它们还需要很多来自父母的照顾。

有些会产卵

除了胎生哺乳动物,还有少数哺乳动物是卵生动物,比如鸭嘴兽和浑身长刺、以蚂蚁为食的针鼹鼠。这些哺乳动物产的卵带有柔软而坚韧的壳。

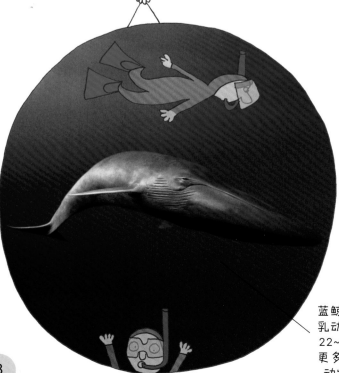

蓝鲸是一种海洋哺乳动物。快翻到第22~23页,去了解更多有关海洋哺乳动物的知识吧。

体内有骨骼

哺乳动物和其他所有脊椎动物一样，都有脊椎骨。另外，哺乳动物还长有一块单独且完整的下颌骨，上颌骨则与颅骨相连。这样的骨骼结构使哺乳动物的颌骨更适合啃咬和咀嚼食物。

体外有毛毛

大多数哺乳动物身上都长着毛。毛就像一件保暖外套，帮助动物保护脏器，保持体温，更好地隐藏自己，躲避捕食者。

哺育宝宝

哺乳动物用乳汁哺育幼崽。也就是说，哺乳动物妈妈在生育后的一段时间内会产奶，小宝宝们通过吮吸妈妈的乳头来喝奶。

体温恒定

哺乳动物都是恒温动物。这并不表示它们的血液是温热的，它们靠从食物中获取能量来保持体温的恒定。

妈妈和宝宝

绝大多数哺乳动物是直接生下宝宝的，也就是"胎生"。

人类是哺乳动物，很多其他哺乳动物的妈妈也和我们人类妈妈一样照顾自己的宝宝——喂养它们，给它们保暖，教会它们生存技能。

哺乳时刻

兔妈妈一次最多可以生9个宝宝。兔宝宝刚出生时眼睛看不见东西，也没有长毛，只会利用嗅觉寻找食物，也就是兔妈妈的乳汁。兔妈妈通常有足够的乳头让所有的宝宝同时吃奶。

技能学习

小猫鼬和其他哺乳动物一样，靠吃妈妈的奶长大。随着逐渐成长，它们开始捕食昆虫、蜘蛛和蝎子。这些食物有毒，捕食过程也很危险，所以猫鼬妈妈及猫鼬群里的其他猫鼬会向猫鼬宝宝展示如何安全地捕猎和进食。

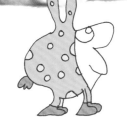
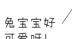

兔宝宝好可爱呀！

海洋里的妈妈

海豚是生活在海洋里的哺乳动物，它们利用头顶的鼻孔呼吸空气。海豚妈妈在水里生产。宝宝一出生，妈妈就帮助它浮出水面去呼吸空气。

兔子啃食各种植物。

兔子喜欢吃胡萝卜，胡萝卜吃起来很甜哦。

考拉宝宝

刚出生的考拉宝宝比我们的小拇指还小。它们与兔宝宝一样，生下来眼睛看不见，也还没有长毛，但是它仍然可以轻松地钻进妈妈的育儿袋里喝奶、享受温暖、茁壮成长。

是猿还是猴?

猿和猴同属于哺乳动物中的一个大类——灵长类。灵长类是攀爬高手,有些甚至一生都生活在树上。它们有强壮的四肢和长长的、善于抓紧树枝的手指。它们中的多数都顽皮又聪明。不过,我们怎么区分猿和猴呢?

黑猩猩的脑容量很大,是最聪明的动物之一。

猿会使用工具

很少有动物会使用工具,但黑猩猩经常会随手捡起一根树枝,去掉叶子,伸进白蚁窝,等白蚁爬上树枝,就可以美餐一顿。黑猩猩还会用石头砸开坚果。

当然,不只黑猩猩,也有其他猿类会使用工具。

大猩猩是猿类中体形最大的。

猿是什么样子的?

猿有24种。黑猩猩、长臂猿,甚至人类都属于猿。
*大多数猿比猴的体形大。
*猿没有尾巴。
*猿的前肢比后肢长。
*猿的胸部肌肉更加发达。

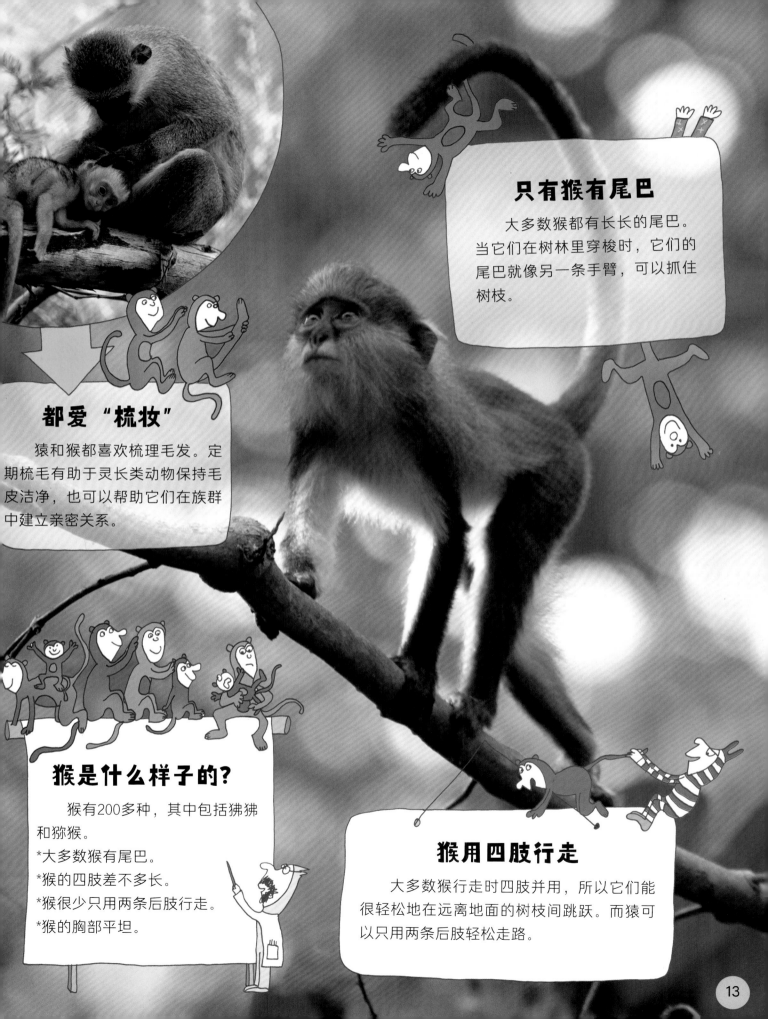

只有猴有尾巴

大多数猴都有长长的尾巴。当它们在树林里穿梭时，它们的尾巴就像另一条手臂，可以抓住树枝。

都爱"梳妆"

猿和猴都喜欢梳理毛发。定期梳毛有助于灵长类动物保持毛皮洁净，也可以帮助它们在族群中建立亲密关系。

猴是什么样子的？

猴有200多种，其中包括狒狒和猕猴。
*大多数猴有尾巴。
*猴的四肢差不多长。
*猴很少只用两条后肢行走。
*猴的胸部平坦。

猴用四肢行走

大多数猴行走时四肢并用，所以它们能很轻松地在远离地面的树枝间跳跃。而猿可以只用两条后肢轻松走路。

红毛猩猩

猩猩属，俗称红毛猩猩，是类人猿的一种，也是世界上最大的树栖哺乳动物。它们完全适应了树上的生活，手臂可以伸展得很长，脚也能抓牢树枝。它们只生活在亚洲。

红毛猩猩和我们人类一样，眼睛长在面前部。它们的视力也很好，还能辨识颜色。

红毛猩猩的寿命

野生的红毛猩猩可以活到45岁。它们大多数时间独居，但小猩猩在5岁之前都要和妈妈生活在一起。

聪明的头脑

红毛猩猩很聪明。圈养的红毛猩猩会模仿饲养员的行为。野生的红毛猩猩会用树叶和树枝筑巢，它们也会把树枝当作工具使用。

不一样的特征

公猩猩与母猩猩看起来很不一样。公猩猩有胡子和很大的喉结，脸颊垫比母猩猩的大得多，体形也更高大。

灵活的指头

红毛猩猩和包括人类在内的其他灵长类动物一样，都有灵活的拇指，可以屈伸触碰其他指头。和我们不一样的是，红毛猩猩的大脚趾也像它们的大拇指一样灵活。当它们在树上活动时，可以用脚趾抓握树枝，抓取东西。

红毛猩猩的关节非常灵活，可以转动、弯曲，它的手臂可以比其他灵长类动物伸得更远。红毛猩猩不愧是"攀岩高手"！

所有的红毛猩猩都长着红色的毛发。

红毛猩猩的胳膊比腿强壮得多。

均衡的饮食

红毛猩猩喜欢吃水果，还会像我们一样剥掉果皮。它们也会大快朵颐地享用树叶、花朵和昆虫。如果能找到鸟巢的话，它们还会吃鸟蛋。

好长的手臂

红毛猩猩的手臂奇长无比。公猩猩的手臂伸展开可以超过2米，比它们的身高还要长。当它们去够美味的水果时，长长的手臂就派上用场了。

树上的生活

"红毛猩猩"在马来语中的意思是"森林中的人"。这个名字很贴切，因为野生的红毛猩猩一生中绝大部分时间都在树上度过。只有公猩猩才敢来到林中地面上冒险。母猩猩甚至连生宝宝都在树上！

大老虎、小猫咪

猫科动物是捕猎的高手。不管体形大小，它们都长有锋利的牙齿和灵敏的胡须，并且拥有很强的夜视能力。当它们悄悄接近猎物时，它们身上美丽的毛皮帮助它们伪装自己。

捕猎高手

野生猫科动物会捕食它们所能捕获的食物。根据它们自身体形，捕食对象小到啮齿类和鸟类，大到鹿、野猪和野牛等。家猫也会凭本能捕猎，捉老鼠、小鸟和青蛙。猫科动物在捕猎时都会蹲伏着缓慢靠近猎物。

所有猫科动物在小睡后都会伸伸懒腰。这有助于"唤醒"肌肉。

最大的猫科动物是老虎。一只成年老虎一餐可以吃掉40千克的食物。

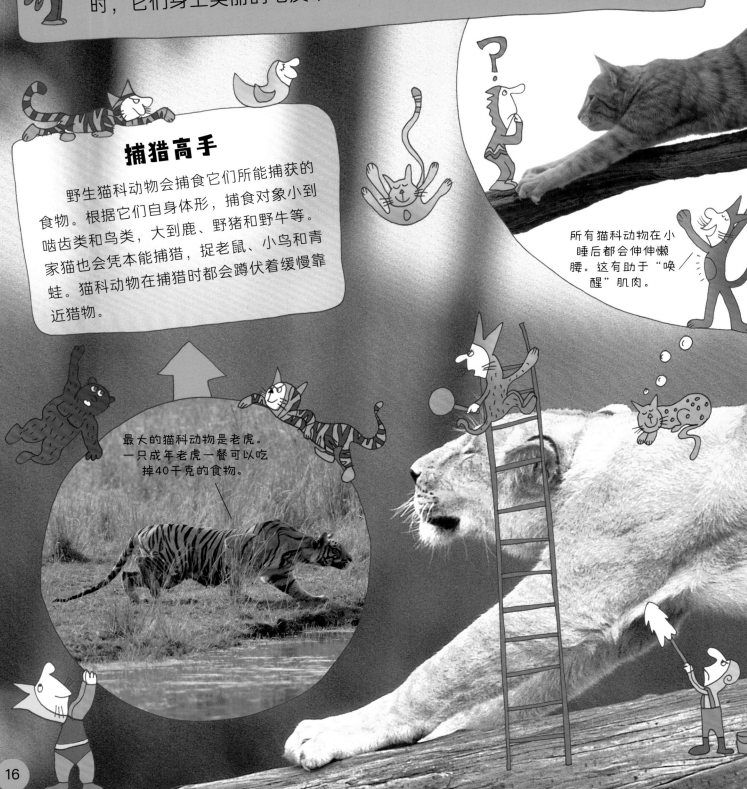

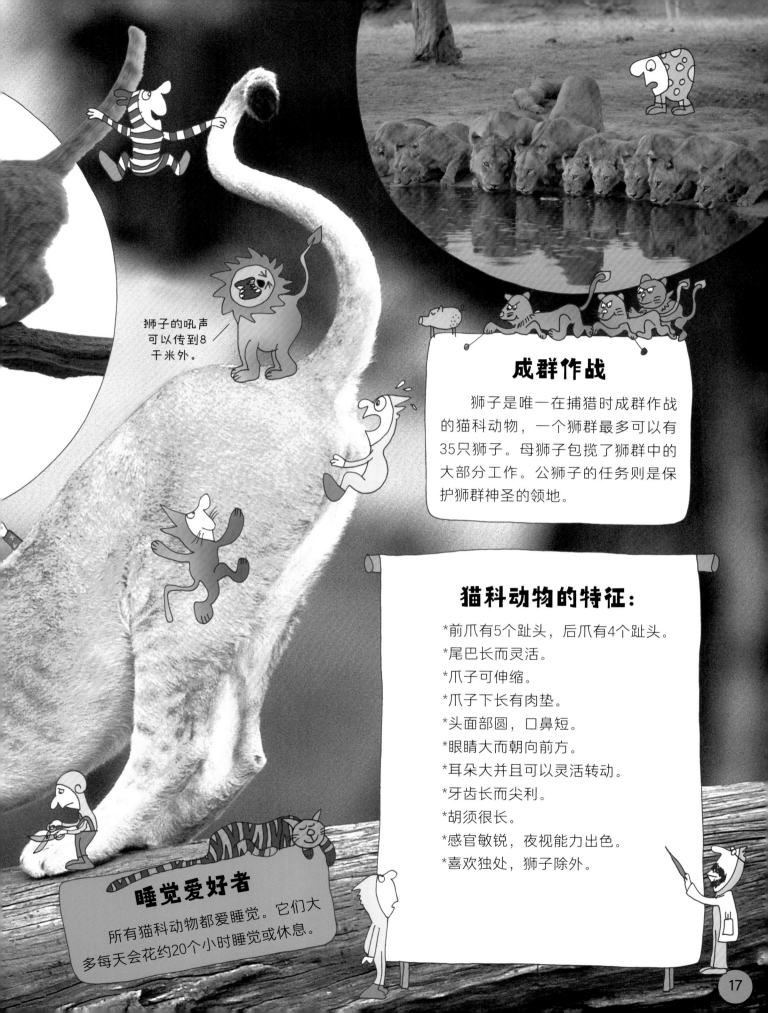

狮子的吼声可以传到8千米外。

成群作战

狮子是唯一在捕猎时成群作战的猫科动物，一个狮群最多可以有35只狮子。母狮子包揽了狮群中的大部分工作。公狮子的任务则是保护狮群神圣的领地。

猫科动物的特征：

*前爪有5个趾头，后爪有4个趾头。
*尾巴长而灵活。
*爪子可伸缩。
*爪子下长有肉垫。
*头面部圆，口鼻短。
*眼睛大而朝向前方。
*耳朵大并且可以灵活转动。
*牙齿长而尖利。
*胡须很长。
*感官敏锐，夜视能力出色。
*喜欢独处，狮子除外。

睡觉爱好者

所有猫科动物都爱睡觉。它们大多每天会花约20个小时睡觉或休息。

群居的大象

我们总是可以从父母那里学到很多，动物们也一样。动物王国的爸爸、妈妈们也会保护、抚养和教育自己的孩子，比如母象就是特别细心、慈爱的妈妈。

新生的非洲象宝宝每天可能要喝超过11升的奶。

家庭群落

象群的成员包括有亲缘关系的母象和它们的孩子。由体形最大的母象作为管理象群的首领。公象一旦长大到可以照顾自己的年龄就会离开象群。

非洲象宝宝在4～5岁前，要靠喝妈妈的奶生活。

生存必修课

象宝宝在野外生存所需的所有技能都是从它们的妈妈、阿姨和哥哥、姐姐那里学来的。在这个亲密的家庭里，所有成员都会帮忙照顾象宝宝，这样一来，象妈妈们就有时间去寻找食物了。

大象是草食动物，它们吃植物。

危险的童年

大象一次只生一胎，通常在夜间分娩。象宝宝出生后的头几年属于最危险的时期，需要妈妈陪伴它、教导它，并帮助它寻找食物和水源。

大象可以活到70岁。

公象在12~15岁之间会离开族群。

当象群中的一只大象死亡时，其他大象会表现出悲伤和失落的样子。

用鼻子"拥抱"

母象与幼象或象群其他成员是通过声音和身体接触进行交流的。象鼻在其中起着很大作用。大象会用鼻子互相嗅气味打招呼，也会把自己的鼻尖放进另一只大象的嘴里，以示友好。

一头大象的鼻子有4万多块肌肉。

多功能的鼻子

大象的鼻子有很多用途。它可以用来吸吮和采集食物，将泥浆洒在背上，挖土或者拥抱同伴。大象的鼻子就像我们人类的手一样，用途无穷。当然，闻气味是鼻子的基本功能。

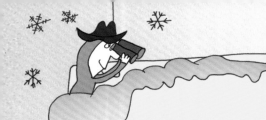

伪装大师

许多哺乳动物都是"伪装大师"。不管是悄悄接近猎物的猎手，还是需要四处躲藏的猎物，它们的外表都能帮助它们隐藏自己，躲避危险。

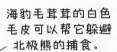

海豹毛茸茸的白色毛皮可以帮它躲避北极熊的捕食。

为什么它不游泳逃走呢？

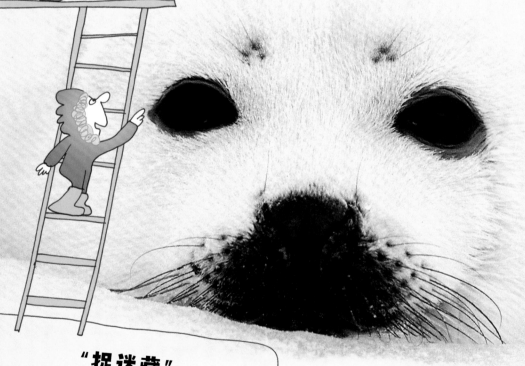

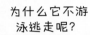

海豹宝宝不善于漂浮，它们需要花很长时间学习游泳。

"捉迷藏"

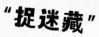

北极熊蹲守在冰洞旁，它雪白的毛皮跟冰面融为一体。新生的小鹿躺在枯黄的草地上，棕色的毛皮帮它隐藏了起来。动物的保护色使它们在大自然中不容易被发现，这种本领在动物王国中随处可见。

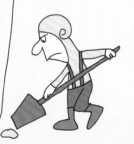

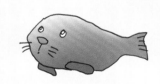

多变的颜色

有些动物身上的颜色会随着季节的变化而变化。比如北极狐，秋冬时节，它的毛是白色的，而在春天和夏天，它的毛就会变成棕灰色。变换毛的颜色有利于北极狐捕捉猎物。

这是夏天的北极狐。

这是冬天的北极狐。

它们看起来很不一样，冬天的北极狐好像更大一些，它们是同一只吗？

这是因为北极狐的毛在冬天时比夏天时厚。

斑马纹的"骗局"

狮子是斑马的天敌，但狮子是色盲。当狮群靠近一群斑马时，斑马的黑白条纹很容易与大自然融为一体，保护它们免于被捕食。

海洋哺乳动物

地球上最大的哺乳动物并不在陆地上行走，而是在海里游泳，它就是蓝鲸。许多鲸的体形都很庞大。成年蓝鲸差不多有3辆公共汽车那么长，而座头鲸的鳍状肢有一辆家用轿车那么长。

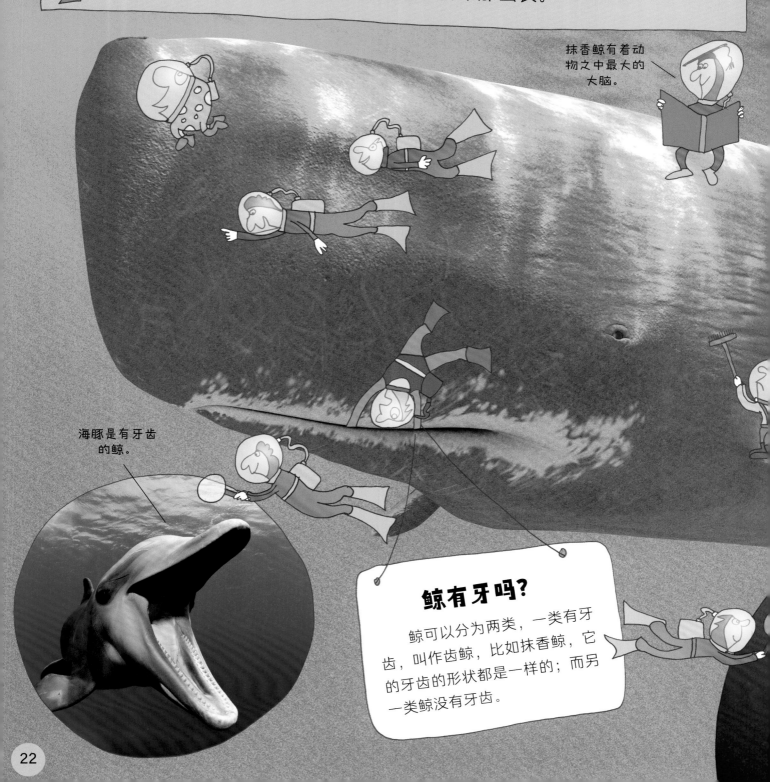

抹香鲸有着动物之中最大的大脑。

海豚是有牙齿的鲸。

鲸有牙吗?

鲸可以分为两类，一类有牙齿，叫作齿鲸，比如抹香鲸，它的牙齿的形状都是一样的；而另一类鲸没有牙齿。

鲸须板

藤壶

藤壶附着在某些鲸的皮肤上，但这对鲸没有伤害。

藤壶是一种小型甲壳动物。

没有牙齿的鲸怎么吃东西？

没有牙齿的鲸叫作须鲸。它们有鲸须板，上面长着鲸须，即一排排从上颚向下生长的硬毛。它们用鲸须板从海里筛选出小鱼、磷虾、浮游生物等作为食物。左图中的露脊鲸就是须鲸的一种。

海上霸王

虎鲸又叫"杀人鲸"，是非常凶猛的猎手。这种齿鲸会捕食鱼类、乌贼，甚至企鹅、海狮，以及幼年蓝鲸。

其他海洋哺乳动物

生活在海洋中的哺乳动物可能比你想象中要多。

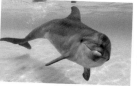
*海豚共有36种，宽吻海豚可能是其中最知名的。

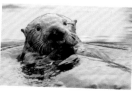
*海獭大部分时间都待在水里，它们甚至连睡觉都浮在水上。

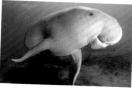
*儒艮是海牛目的一种，它们像陆地上的牛一样吃草，只不过它们以海草为食。

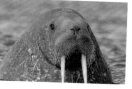
*海象长了一层厚厚的脂肪，让它们能够不惧怕北冰洋冰冷的海水。

筑巢的河狸

河狸是哺乳动物中的啮齿类动物。它们长得像老鼠，但体形比老鼠要大得多。像老鼠一样，河狸也有便于啃咬的牙齿，甚至可以咬断厚厚的树干和树枝，把它们作为食物或者用来筑巢。

河狸的家

河狸在河岸上筑巢，或者在湖上小岛建造简单的洞穴。为了安家，它们要把树枝拖到选定的地址，混合泥土堆起巢室。然后啃咬出水下入口，位于水面以上的巢室则是干燥的。巢室外层的泥浆在冬天结冰，形成坚硬的保护层。

"伐木工"

河狸的门牙非常强健，而且从不停止生长，非常适合切割木头。事实上，它们需要不停地啃咬东西，防止牙齿长得太长。它们尤其喜爱啃食树木，一只河狸一年能啃倒200棵树！

河狸的家通常包括两个部分，一个干燥的巢室和一个用于晾干的储物间。

巨大的水坝

河狸家族为了建造巢穴，常常会筑起堤坝拦截河流，从而形成绝佳的栖息地。两只河狸可以在几天内筑起一个基础的水坝，日后会建起完整的水坝。有些水坝达到了惊人的规模，甚至可能有两辆汽车叠在一起那么高。

水坝造就了一片新湿地，改变了它所在区域的生态环境，吸引了原本不生活在那里的鸟类和其他动物。

安全的港湾

河狸的家为它们提供了安全的港湾，因为水下的出入口能防止捕食者进入。熊、狼等肉食动物都是河狸的天敌，河狸进入巢穴，就可以免受它们的袭击。

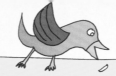

什么是鸟类?

鸟类是唯一长有羽毛的动物。它们还长有独特的嘴巴,称为喙,但它们没有牙齿。世界上大约有10000种不同的鸟类,它们有颜色五彩缤纷的羽衣。它们中的大多数都会飞。

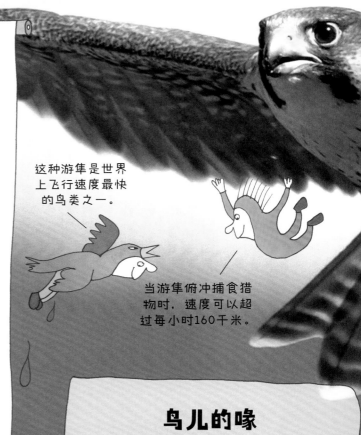

这种游隼是世界上飞行速度最快的鸟类之一。

当游隼俯冲捕食猎物时,速度可以超过每小时160千米。

鸟类家族

根据鸟类相似的特征及生活环境,它们可以被归为6个家族:游禽、陆禽、猛禽、鸣禽、攀禽和涉禽。

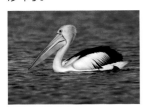

*鹈鹕,属于游禽。游禽都是游泳健将,它们有的吃植物,有的吃鱼。

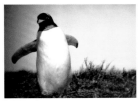

*企鹅,不会飞的鸟类。它们虽然不会飞,但可以在水中以很快的速度追赶、捕食猎物,它们是最古老的游禽。

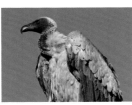

*老鹰和秃鹫都属于猛禽。它们以在白天捕杀的猎物或动物尸体为食。

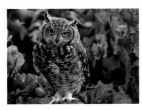

*猫头鹰也是猛禽,通常在夜间捕食。它们悄无声息地猛然扑向猎物,并用尖利的爪子抓住猎物。

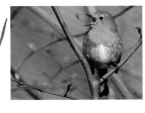

*知更鸟属于雀形目,大多数鸟类都属于雀形目,而雀形目都是鸣禽,以歌声著称。

鸟儿的喙

鸟类的嘴巴叫作喙,但不像其他动物的上下颌,也没有牙齿。喙的形状各不相同,作用也不一样。吃种子的鸟类的喙短小,呈锥形;食肉鸟的喙锋利,呈钩状。

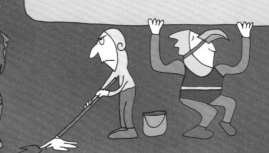

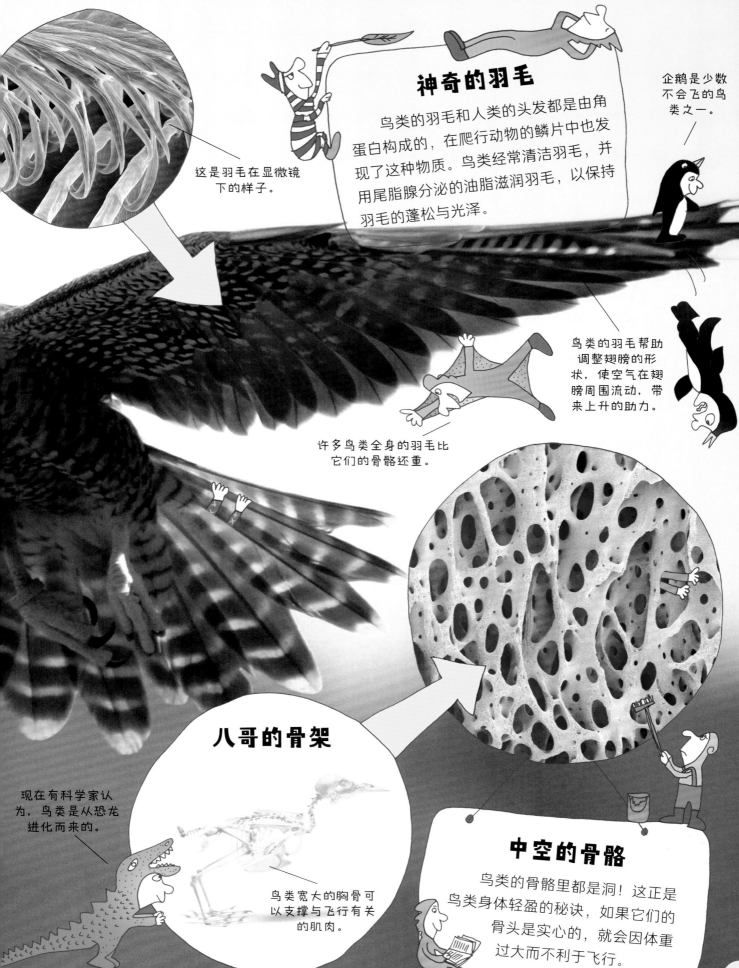

神奇的羽毛

鸟类的羽毛和人类的头发都是由角蛋白构成的，在爬行动物的鳞片中也发现了这种物质。鸟类经常清洁羽毛，并用尾脂腺分泌的油脂滋润羽毛，以保持羽毛的蓬松与光泽。

这是羽毛在显微镜下的样子。

企鹅是少数不会飞的鸟类之一。

鸟类的羽毛帮助调整翅膀的形状，使空气在翅膀周围流动，带来上升的助力。

许多鸟类全身的羽毛比它们的骨骼还重。

八哥的骨架

现在有科学家认为，鸟类是从恐龙进化而来的。

鸟类宽大的胸骨可以支撑与飞行有关的肌肉。

中空的骨骼

鸟类的骨骼里都是洞！这正是鸟类身体轻盈的秘诀，如果它们的骨头是实心的，就会因体重过大而不利于飞行。

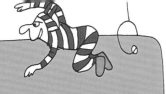

鸟蛋

所有的鸟都会下蛋。鸟的种类不同，蛋的大小也不同：有的鸟蛋小如豌豆，有的鸟蛋大如甜瓜。只有受过精的鸟蛋才能孵出小鸟。当小鸟长到足够大的时候，就会啄破蛋壳，叽叽喳喳地来到这个世界上。

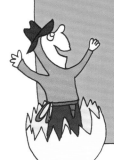

鸟蛋的形状

许多鸟类产下的蛋近似于圆形，而有些鸟蛋是长长的。许多海鸟产的蛋有尖头。尖头的作用很大，因为一些海鸟在悬崖峭壁上产蛋，有尖头的蛋滚动时会绕圈，就不至于像圆形的蛋那样容易滚落进海里。

最小的蛋和最大的蛋

世界上最小的蛋是由世界上最小的鸟——蜂鸟，产下的蛋。这种鸟比蜜蜂大不了多少，当它扇动翅膀时，会像蜜蜂一样发出嗡嗡声。蜂鸟的蛋只有豌豆大小。而世界上最大的蛋是鸵鸟蛋，一只鸵鸟蛋可以装下4000多只蜂鸟蛋。

这是蜂鸟的蛋。

好小啊！

蛋壳颜色的秘密

鸟类在旷野、树洞或鸟巢里下蛋。产在旷野里的鸟蛋往往带有斑点，与周围环境融为一体，便于自我隐藏和保护。而产在树洞中的鸟蛋常常是亮白色或蓝色的，以便鸟妈妈找到它的蛋宝宝。

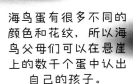

海鸟蛋有很多不同的颜色和花纹，所以海鸟父母们可以在悬崖上的数千个蛋中认出自己的孩子。

破壳而出

雏鸡在破壳前，要在蛋壳里生长21天。对雏鸡来说，破壳是一个耗尽体力的过程，因为想要在蛋壳上啄上一个孔，需要上百次的努力才能成功。小鸡宝宝在准备从蛋里出来之前，就开始对着自己的妈妈吱吱叫了。

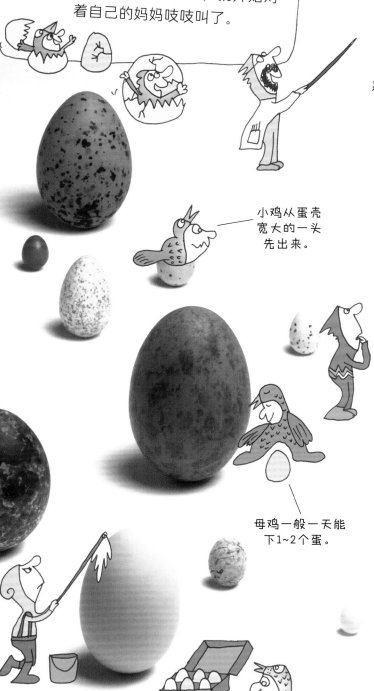

小鸡从蛋壳宽大的一头先出来。

母鸡一般一天能下1~2个蛋。

超市里的鸡蛋通常是没有受精的鸡蛋，所以不能孵出小鸡。

让我们看一看蛋壳里小鸡的成长过程

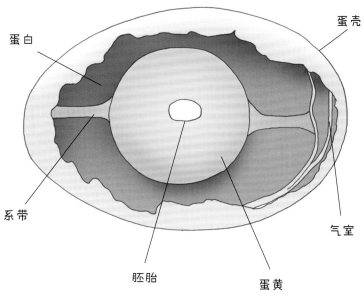

蛋白　蛋壳

系带　气室

胚胎　蛋黄

第4天

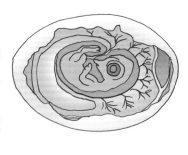

胚胎发育很快，小鸡的腿和翅膀已经初步成形。蛋黄是小鸡的营养来源。

第10天

小鸡的头部在蛋壳宽大的一头。现在小鸡已经基本成形，还长出了喙，但仍通过蛋黄获取营养。

第20天

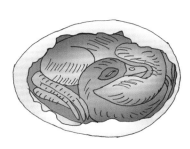

这个时候，小鸡的活动空间很小，它正准备用一颗特殊的破卵齿啄破卵壳，破壳而出。这个孵化过程通常发生在第21天。

29

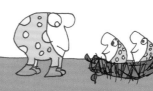

鸟巢

从沙土里的洞穴到简易的杯形巢及电线杆上的公用巢，鸟巢的种类繁多，千奇百怪。快让小精灵带领我们来看看吧！

为什么要筑巢？

鸟类都会下蛋，它们需要一个安全、温暖的地方来保护和孵化蛋宝宝。但并不是所有的巢穴都能提供这种保护，比如有些鸟就只是在地上刨出一个浅坑作为巢穴。

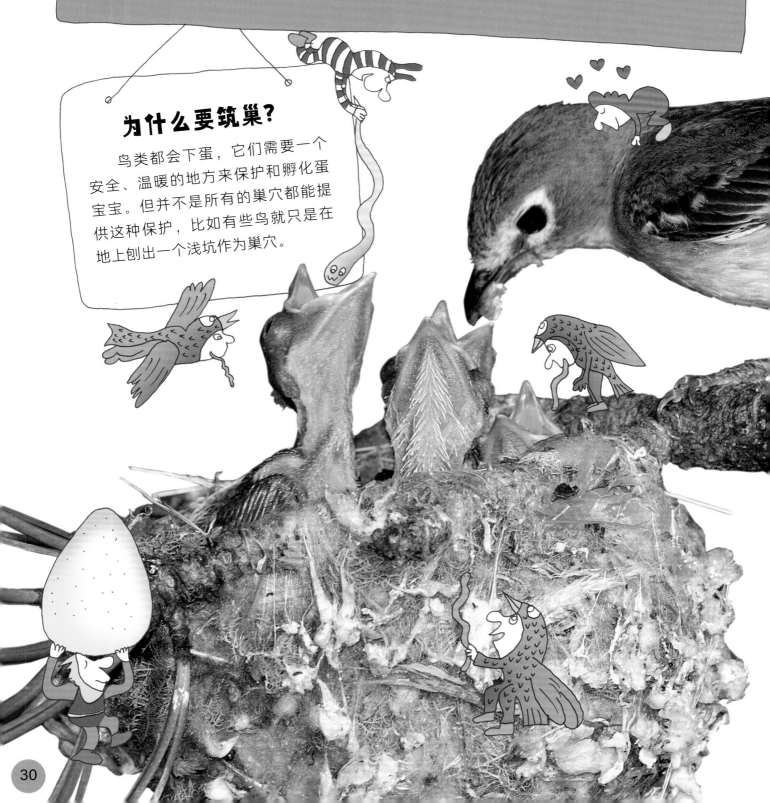

用什么材料筑巢呢?

鸟巢可以用各种材料建造,包括石头、泥土、树枝或绳子。有些鸟类,比如燕子,用唾液将泥土粘在一起,并用羽毛和苔藓铺设一个温暖又柔软的鸟巢。

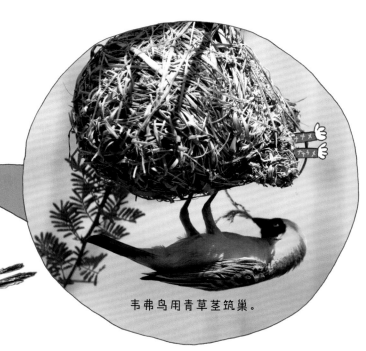

韦弗鸟用青草茎筑巢。

这只夜莺在树枝间筑起杯形巢。

长尾山雀用蜘蛛网固定苔藓筑巢。

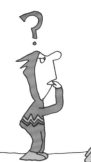

有些鸟不筑巢,直接在地上产卵。

奇特的鸟巢造型

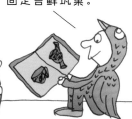

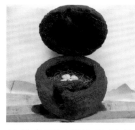

灶巢鸟可以筑造有圆顶,像杯子一样的鸟巢。

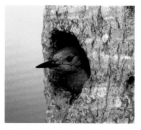

啄木鸟在树干上钻洞,把啄出的洞作为巢。

猫头鹰的家

猫头鹰的种类不同,生活习性也不同,但它们都不是筑巢的专家。它们中有些选择树洞作为鸟巢,有些则搬进其他鸟类遗弃的巢穴。

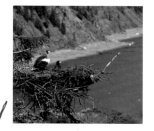

斯特勒海鹰在一棵树顶上建了一个巨大的鹰巢。

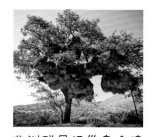

非洲群居织巢鸟会建造巨大的公用巢。这种巢最多可以容纳100多个鸟类家庭。

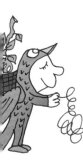

什么是爬行动物？

提到爬行动物，你会想到什么？大多数人可能会想到鳄鱼或蛇。其实，世界上的爬行动物有近9000种，它们有一些共同的特征。你能说出爬行动物最明显的一个特征吗？比如，它们的身上长满了鳞片！

鳞状皮肤

爬行动物体表覆盖着一层保护性的鳞状皮肤。鳞片中所含的物质与我们人类指甲中的物质一样，都是角蛋白。角蛋白增强了爬行动物皮肤的韧性。现在翻到第34~35页，去看看爬行动物蜕皮的秘密吧！

变色龙属于爬行动物中的蜥蜴家族。

爬行动物的鳞片是防水的。

爬行动物大家族

爬行动物大致可以分为6大类：

*喙头类　　　*蜥蜴类
*龟鳖类　　　*蛇类
*蚓蜥类　　　*鳄类

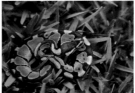

幼年球蟒

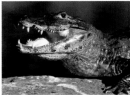

巴拉圭凯门鳄

这些龟在阳光下取暖。

晒晒太阳

爬行动物都是变温动物，俗称冷血动物。这并不意味着它们的血液是冷的，而是说它们不能自己保持体温的恒定，它们的体温是靠周围的环境来调节的。所以爬行动物有时会躺在阳光下取暖，如果天气太热，它们又会躲到阴凉处。

变色龙的尾巴可以用来抓握树枝。

独立的宝宝

爬行动物中的大部分是卵生的，也有些是胎生的。卵生爬行动物会在洞穴或腐叶堆中产卵。大多数卵都有坚硬的外壳。爬行动物的小宝宝通常从出生起就开始自己照顾自己了。

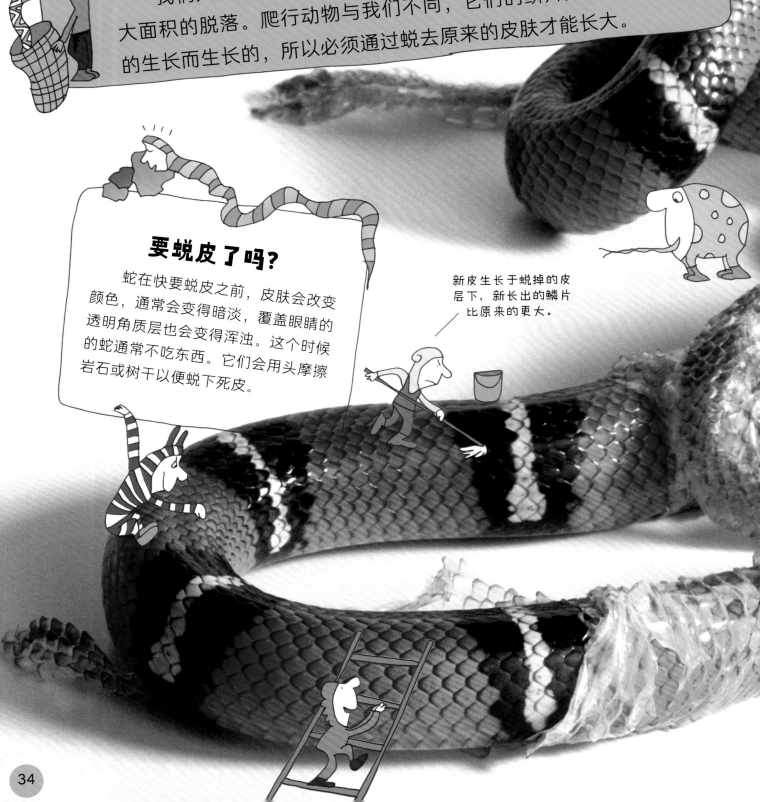

爬行动物的新皮肤

我们人类每天会有数百万的皮肤细胞死去，但我们的皮肤不会大面积的脱落。爬行动物与我们不同，它们的鳞片是不会随着身体的生长而生长的，所以必须通过蜕去原来的皮肤才能长大。

要蜕皮了吗？

蛇在快要蜕皮之前，皮肤会改变颜色，通常会变得暗淡，覆盖眼睛的透明角质层也会变得浑浊。这个时候的蛇通常不吃东西。它们会用头摩擦岩石或树干以便蜕下死皮。

新皮生长于蜕掉的皮层下，新长出的鳞片比原来的更大。

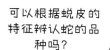

可以根据蜕皮的特征辨认蛇的品种吗？

有时候可以！你可能会在蛇脱落的碎皮屑上发现一些蛛丝马迹。

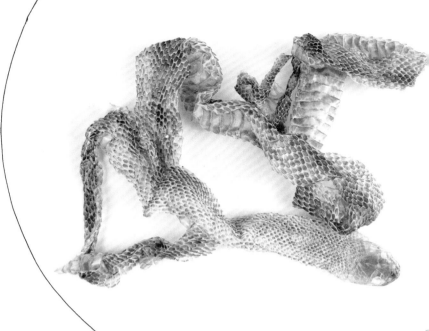

完整的蛇蜕

许多蛇蜕下的都是一整张皮。它们整个身体在生长，迫使外层的死皮整张裂开。但有些爬行动物不一样，比如蜥蜴和乌龟，它们蜕下的皮是一块一块的。

蛇在蜕皮之前看不清楚东西，所以很容易受到天敌的攻击。

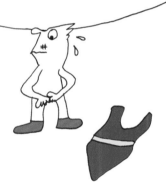

蛇的眼睛没有上、下眼睑，只有保护眼睛的透明角质层。

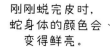

刚刚蜕完皮时，蛇身体的颜色会变得鲜亮。

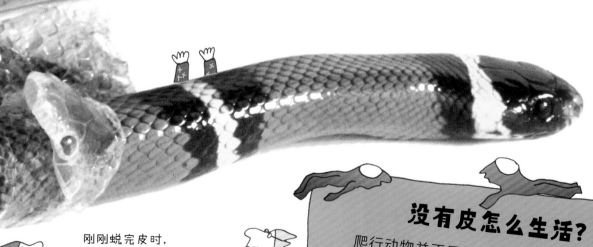

没有皮怎么生活？

爬行动物并不是蜕去所有的皮，只是蜕去外层的死皮。一条健康的蛇一年可能会蜕皮6次，蜕皮次数与蛇的种类、年龄和食性都有关系。

什么是两栖动物？

和爬行动物一样，两栖动物也是变温动物，但它们的皮肤没有鳞片，通常是柔软的。不过，有些蟾蜍的皮肤像皮革一样坚韧。

大多数两栖动物生活在潮湿的环境中，以帮助它们保持皮肤湿润。

大约有380种蝾螈没有肺！

它们怎么呼吸呢？

有的用皮肤和口腔呼吸，也有的用外鳃呼吸。

从水中到陆地再到水中

大多数两栖动物大部分时间生活在水里，还有一小部分时间生活在陆地上。它们的幼体在水中长大，长成成体后到陆地上生活。不过，它们总是选择靠近水源的地方生活，以便保持皮肤湿润。

两栖动物大家族

两栖动物主要有3大类：

*蛙和蟾蜍

*鲵和蝾螈

*蚓螈

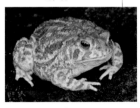

蟾蜍

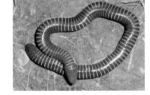

蚓螈

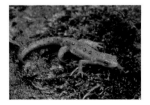

蝾螈

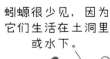

蚓螈很少见，因为它们生活在土洞里或水下。

呼吸

两栖动物都有肺，但它们中有些也能用皮肤呼吸，比如青蛙。在潜水时，这个功能非常有用。有些两栖动物甚至还可以用上颚吸入氧气。

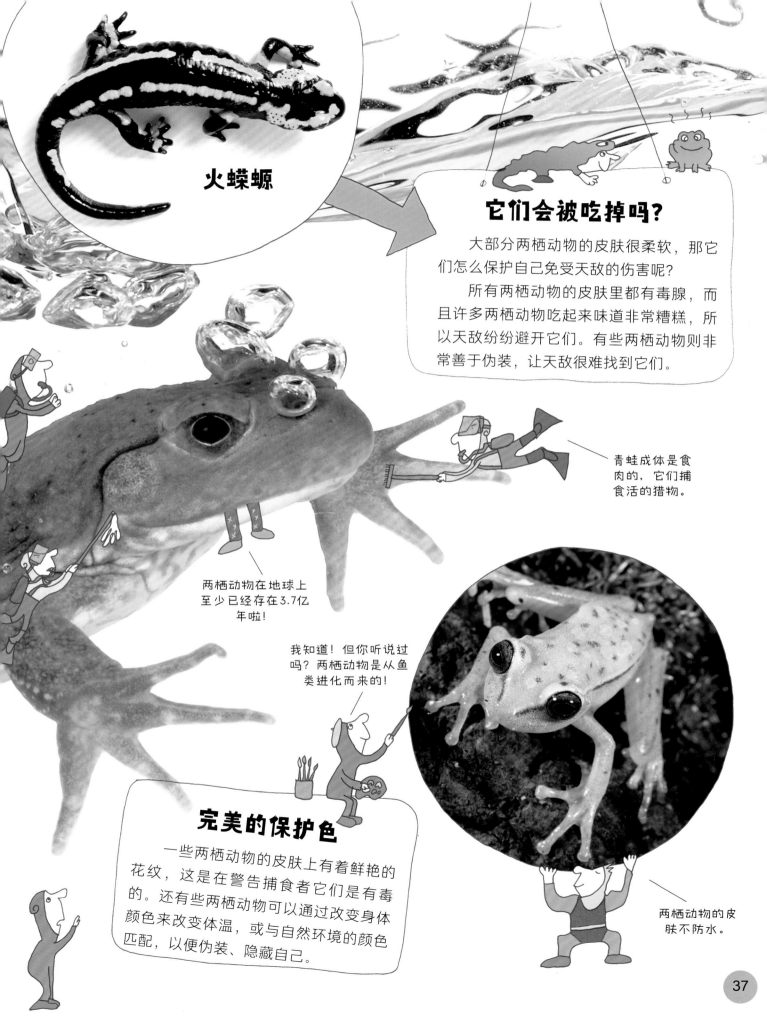

火蝾螈

它们会被吃掉吗？

大部分两栖动物的皮肤很柔软，那它们怎么保护自己免受天敌的伤害呢？

所有两栖动物的皮肤里都有毒腺，而且许多两栖动物吃起来味道非常糟糕，所以天敌纷纷避开它们。有些两栖动物则非常善于伪装，让天敌很难找到它们。

青蛙成体是食肉的，它们捕食活的猎物。

两栖动物在地球上至少已经存在3.7亿年啦！

我知道！但你听说过吗？两栖动物是从鱼类进化而来的！

两栖动物的皮肤不防水。

完美的保护色

一些两栖动物的皮肤上有着鲜艳的花纹，这是在警告捕食者它们是有毒的。还有些两栖动物可以通过改变身体颜色来改变体温，或与自然环境的颜色匹配，以便伪装、隐藏自己。

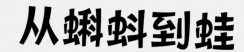

从蝌蚪到蛙

所有两栖动物都会经历身体形态的改变，这叫作变态发育。它们中的大多数生命始于一个胚胎。现在让我们来仔细观察欧洲林蛙变态发育的过程吧。

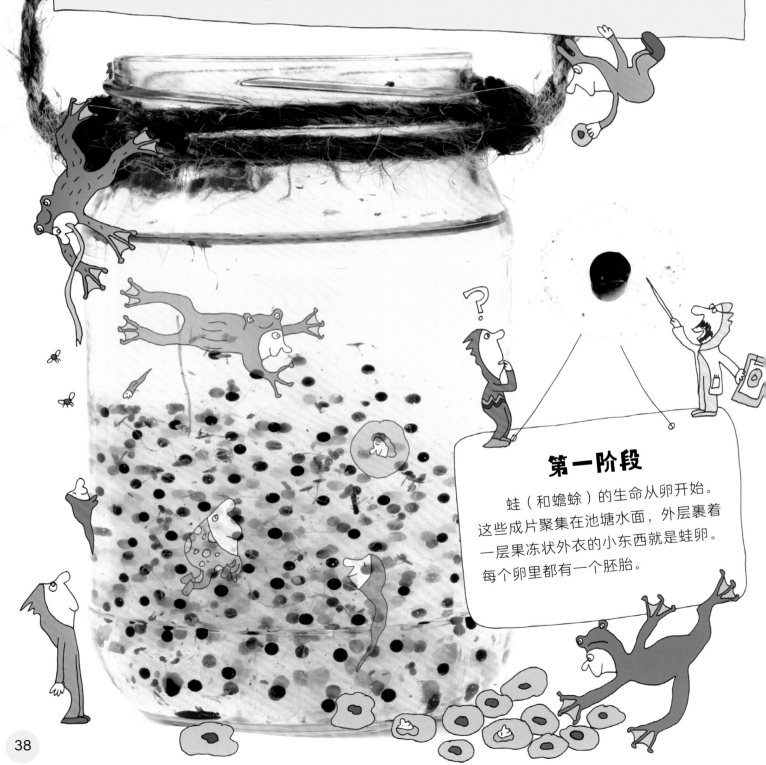

第一阶段

蛙（和蟾蜍）的生命从卵开始。这些成片聚集在池塘水面，外层裹着一层果冻状外衣的小东西就是蛙卵。每个卵里都有一个胚胎。

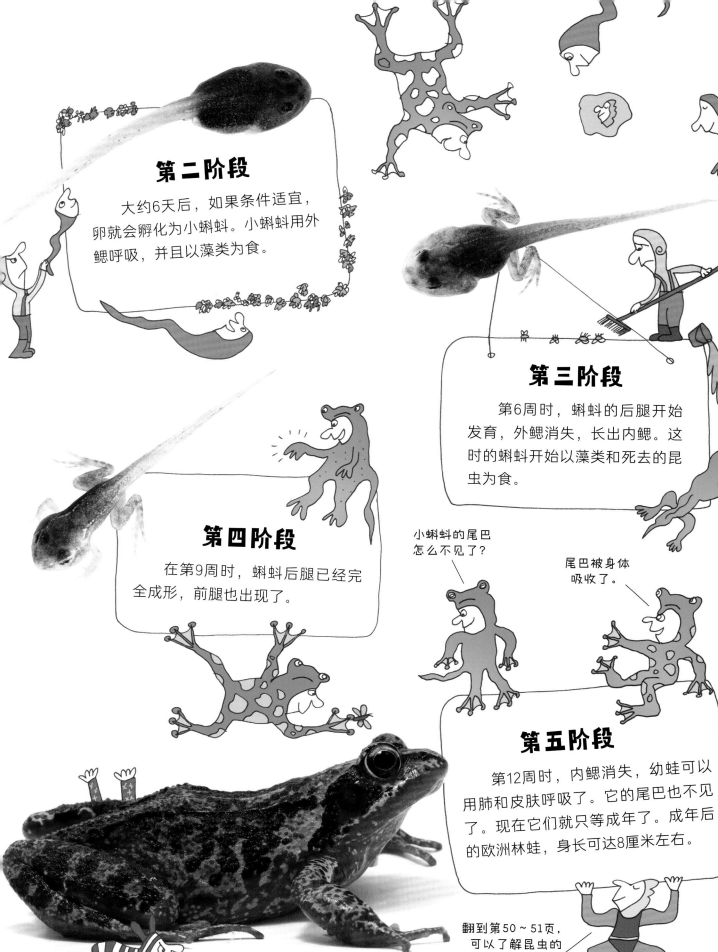

第二阶段

大约6天后，如果条件适宜，卵就会孵化为小蝌蚪。小蝌蚪用外鳃呼吸，并且以藻类为食。

第三阶段

第6周时，蝌蚪的后腿开始发育，外鳃消失，长出内鳃。这时的蝌蚪开始以藻类和死去的昆虫为食。

第四阶段

在第9周时，蝌蚪后腿已经完全成形，前腿也出现了。

小蝌蚪的尾巴怎么不见了？

尾巴被身体吸收了。

第五阶段

第12周时，内鳃消失，幼蛙可以用肺和皮肤呼吸了。它的尾巴也不见了。现在它们就只等成年了。成年后的欧洲林蛙，身长可达8厘米左右。

翻到第50～51页，可以了解昆虫的变态发育。

什么是鱼类？

长有脊椎骨的动物叫作脊椎动物，其中超过一半都属于鱼类。鱼类在水中生活，大多数有鳃，体表覆盖着光滑且有保护作用的鳞片。

鱼类是变温动物。

为水而生

鱼类的体形呈流线型，有助于它们在水中自由游动，而鱼鳃则使它们可以在水下呼吸。

那它们是什么时候出现的？

最早的脊椎动物是原始鱼类。

大约在4.5亿年前！

鳃盖保护鱼鳃。

生命之初

所有鱼类都是从鱼卵开始发育的。有些鱼类在水中产卵并孵化小鱼；另外一些，如鲨鱼，则是在母体内发育并直接生下来的。

褐鳟的鱼卵

鱼儿又成群游啦！

许多鱼儿喜欢成群结队一起游泳，这样会让它们更安全。

灵活的鱼鳍

大多数鱼用鳍游泳，但有些鱼的鱼鳍不仅是游泳工具：有些鱼会利用鳍在海床上行走；飞鱼用鳍在水面上短暂滑翔；弹涂鱼用胸鳍在滩涂和海床上爬行。

弹涂鱼

鱼鳞就是鱼体外面的保护层。

独特的鱼鳃

鱼利用鳃进行呼吸，吸收水中的氧气。鱼鳃是什么？它们是长在鱼类头部两侧的羽状结构，通常被骨质的鳃盖所覆盖和保护。

千奇百怪的鱼

*海马，也许看起来不像鱼，但它们属于鱼类。它们长着细小的鳍和尾巴，尾巴可以用来抓住植物和珊瑚。

*鳗鱼，它们的行为和修长的外表都像蛇。许多鳗鱼还长有锋利的牙齿，是个恐怖的猎手。

*鳐鱼，体形扁平。有些鳐鱼能利用体内电流袭击并捕获猎物。

珊瑚礁上

在热带浅水中生长着大片的珊瑚礁，它们由成千上万的珊瑚虫在数百年或上千年一代代新陈代谢、生长繁衍过程中形成，为世界上最不寻常的色彩斑斓的鱼类提供了家园。

成群结队的奥妙

这些蓝纹笛鲷成群结队，同时朝着相同的方向游动和转弯。这样一来，它们就能尽力避免落单而被天敌吃掉了。

什么是珊瑚礁？

珊瑚虫是一种小型海洋动物。它们的家是由珊瑚虫自身的分泌物形成的石灰质外壳。珊瑚虫死后，杯状外壳还会一直保留下来。珊瑚虫大量聚居，新生的珊瑚虫在死去珊瑚虫的遗骨堆上分泌产生新的外壳。久而久之，就形成了珊瑚礁。

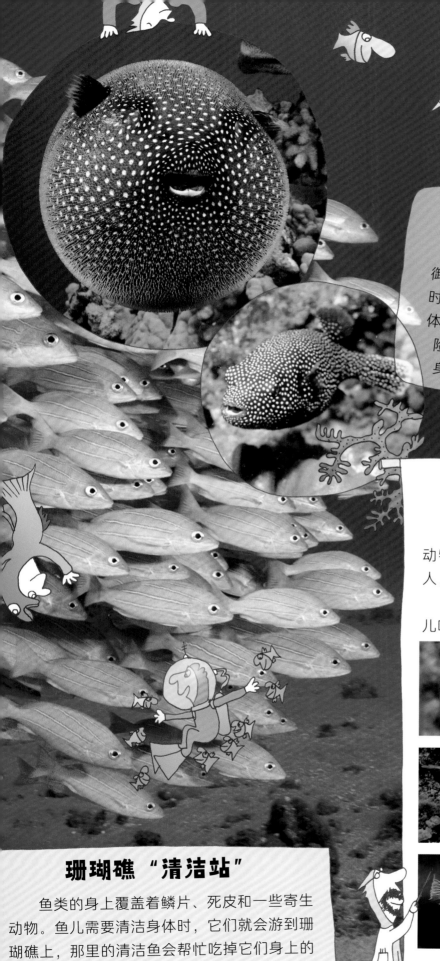

独特的防御术

　　除了成群结队，鱼类也有其他防御敌人的办法。比如河豚，受到威胁时，它们会迅速用水和气体填满身体，使体形不断膨胀来威慑敌人。危险过后，它们再将水排出体外，使身体恢复正常。

色彩斑斓的伪装

　　珊瑚礁有很多颜色。生活在珊瑚礁上的动物们利用这些颜色来隐藏自己、迷惑敌人，或者向其他鱼类发出信号。

　　快来看看下面这些珊瑚礁上的美丽的鱼儿吧！

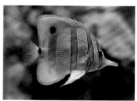

*蝴蝶鱼的身体长有类似眼睛形状的斑纹，用来迷惑天敌。

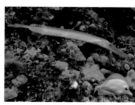

*喇叭鱼可以将颜色变得与同游的鱼类一致。

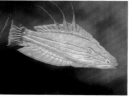

*闪光濑鱼用鲜艳的颜色吸引异性。

珊瑚礁"清洁站"

　　鱼类的身上覆盖着鳞片、死皮和一些寄生动物。鱼儿需要清洁身体时，它们就会游到珊瑚礁上，那里的清洁鱼会帮忙吃掉它们身上的碎屑。

鲨鱼

鲨鱼让很多动物害怕，也包括我们人类，但其实它们很少攻击人。它们令人闻风丧胆的原因大概是它们的牙齿，有些鲨鱼有300多颗牙齿。鲨鱼的牙齿很锋利，非常适合切割和撕裂东西。

张开大嘴

让我们来一起观察大白鲨嘴里的牙齿，锋利的锯齿状牙齿排成了3排。每当一颗牙齿脱落，后面的那颗牙齿就会自行向前挪动去填补缺口。

鲨鱼不会细嚼慢咽，而是撕下大块的肉，直接吞咽。

鲨鱼不能咀嚼食物。它们不像我们人类有磨碎食物的臼齿。

被鲨鱼吃掉的可能性比被闪电击中的可能性还要小呢。

不要吃我啊！

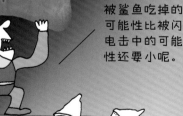

牙齿像锯子

仔细观察一下大白鲨的牙齿，就会发现它的牙齿边缘呈锯齿状。这种牙齿可以切割和撕裂东西，但不是所有的鲨鱼都长了锯齿状的牙齿。

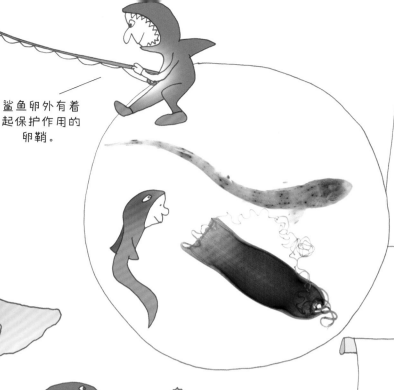

鲨鱼卵外有着起保护作用的卵鞘。

鲨鱼宝宝

有些鲨鱼会产卵，但大多数种类的鲨鱼会直接生下在母体内发育成形的宝宝。一条鲨鱼一次最多可以产下100条鲨鱼宝宝，具体数量取决于鲨鱼的种类。鲨鱼并不会照看宝宝，甚至如果游得太近，许多鲨鱼还会吃掉自己的宝宝呢！

晚餐吃什么呢？

鲨鱼花很多时间捕猎。有些鲨鱼，比如虎鲨，什么都吃——从海龟、海豹、鱿鱼，到铁罐、布料、汽车轮胎和车牌！其他鲨鱼则比较小心，它们先咬一口尝尝味道，如果不合口味，它们就游走了。

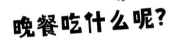

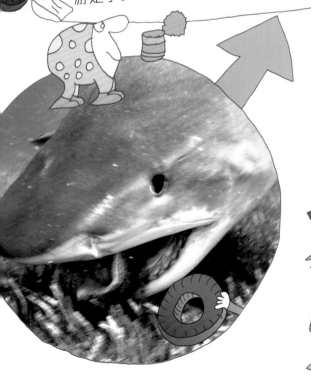

鲨鱼大家族

世界上有500多种鲨鱼。让我们来看一看它们中的一些是什么样子吧。

*短鳍灰鲭鲨是游泳速度最快的鲨鱼。它的时速可达97千米。

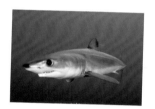

*天使鲨体形扁平，很像鳐鱼。它们喜欢把自己埋在沙子下面等待猎物。

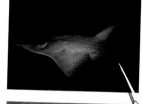

*双髻鲨，又叫锤头鲨，它的头呈锤形，宽大扁平，眼睛长在头部的两侧。

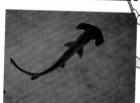

*哥布林鲨的嘴巴又长又尖，它们在深海区出没，很少被发现。

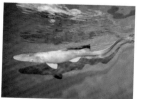

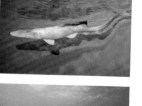

*鲸鲨是世界上最大的鲨鱼。它们可以长到像一辆公交车那么长。

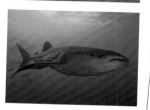

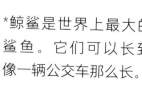

什么是无脊椎动物？

在我们已知的动物种类中，95%以上是无脊椎动物。这些动物没有脊椎。从简单的蠕虫和最原始的多细胞动物海绵，到各种各样的昆虫，比如蜜蜂。观察和研究丰富的无脊椎动物是一件有趣的事儿。

无脊椎动物大家族

无脊椎动物千姿百态，种类繁多，它们被划分到若干不同的大家族中。下面让我们看看其中的几个类型。

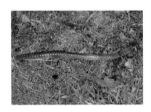

*环节动物门：常见的有蚯蚓、水蛭等。它们的身体特点是由许多彼此相似的体节组成。

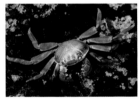

*节肢动物门：这是最大的一个动物族群。它们长着坚硬的外壳和分节的足。昆虫和甲壳动物都是节肢动物。

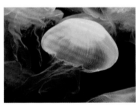

*刺胞动物门：常见的有水母和珊瑚。这类动物的触手上有刺细胞，帮助它们捕捉食物。

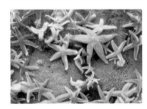

*棘皮动物门：大多数生活在海床上，其中许多身体多刺。海星、海胆、海参都属于这一类。

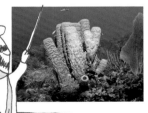

*多孔动物门：海绵。它们是所有动物中结构最简单的。成年的海绵固定在海底的岩石上，一生都生活在同一个地方。

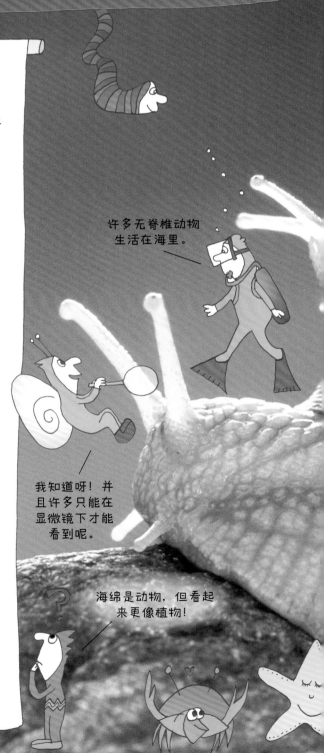

许多无脊椎动物生活在海里。

我知道呀！并且许多只能在显微镜下才能看到呢。

海绵是动物，但看起来更像植物！

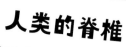

人类的脊椎

人类后背有一根长长的脊柱，是由脊椎骨和椎间盘构成的。无脊椎动物没有骨骼，更没有脊椎骨。

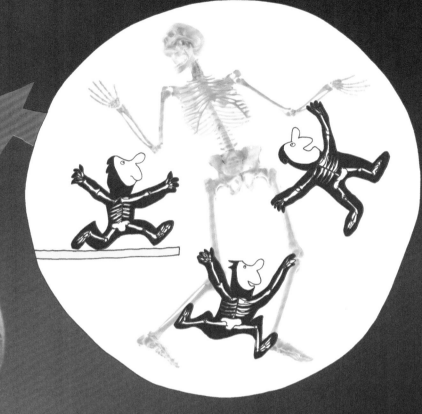

近亲

蜗牛是软体动物，鱿鱼和章鱼也是软体动物。这些动物的体形真是千奇百怪，多种多样。

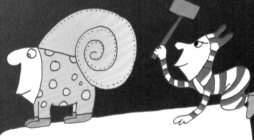

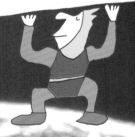

什么是昆虫?

世界上已知的昆虫有100多万种。昆虫是什么?让小精灵带领大家一起去寻找答案吧。不过,你首先要知道:昆虫的身体分为3个部分,通常还长着6条腿。

昆虫虽小,"五脏俱全"

昆虫的身体分为头、胸、腹3个部分。它的大脑位于头部,消化系统在腹部,而它的6条腿都长在胸部。

昆虫的种类多得惊人,猜一猜我现在扮演的是什么昆虫呢?

你扮演的是蚂蚁吗?还有很多昆虫长着翅膀呢,苍蝇也是昆虫。

昆虫大家族

昆虫是世界上种类最多的动物,根据它们的特征,被分为了30个家族,比如:

*鞘翅目(甲虫) *广翅目(泥蛉等)
*半翅目(臭虫) *蜻蜓目(蜻蜓)
*双翅目(蚊、蝇等) *革翅目(蠼螋)
*膜翅目(蚁类和蜂类) *其他昆虫(螳螂、
*鳞翅目(蝶类和蛾类) 蟑螂等)
*直翅目(蝗虫、蟋蟀等)

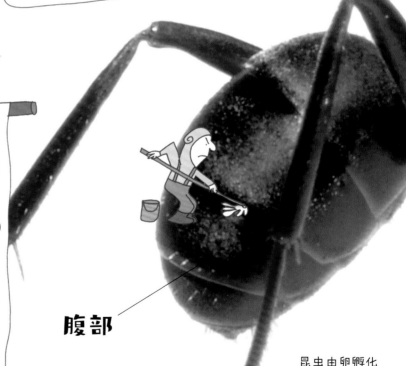

腹部

昆虫由卵孵化而来。

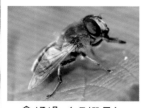

食蚜蝇(双翅目)

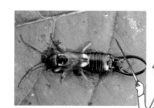

蠼螋(革翅目)

精妙的头部

仔细观察这只放大的蚂蚁的眼睛，你会发现，它的眼睛实际上是由许多"小透镜"组成的，这叫作复眼。复眼使蚂蚁在光线微弱时也能看清，是蚂蚁的主要视觉器官。蚂蚁还有特殊的味觉感受器，也就是触角。它可以帮助蚂蚁从其他同伴那里接受气味信息，进行交流沟通，寻找食物，甚至探测危险。

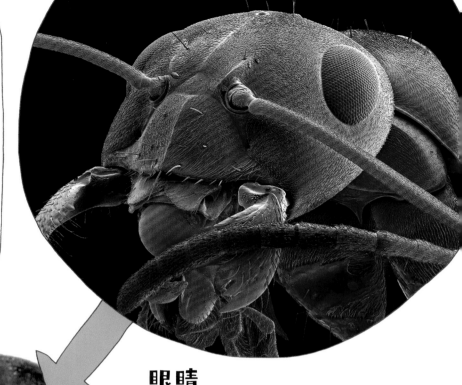

胸部

头部

眼睛

触角

昆虫中最大的族群是什么？

是甲虫，有30多万种甲虫呢！

活的"盔甲"

昆虫的身体外面长有骨骼，叫作外骨骼。外骨骼可以保护和支撑昆虫的内部结构，还可以防止昆虫体内的水分大量蒸发。同时，外骨骼对昆虫与同伴交流或伪装自己也很重要。

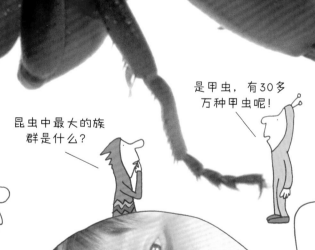

有些种类的甲虫可以长得相当大。

我的裤子上有蚂蚁！

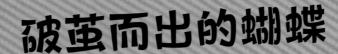

破茧而出的蝴蝶

昆虫从出生到成熟，要经历不同的阶段。许多昆虫的外形和构造都发生了翻天覆地的变化，这种现象叫作变态发育。蝴蝶就是一个典型例子。

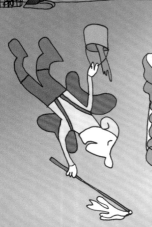

第一阶段

蝴蝶会将卵产在植物的叶子或茎上，方便它未来的幼虫取食。

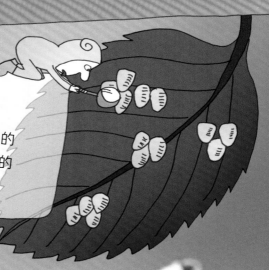

一个空的茧就说明有一只蝴蝶破茧而出了。

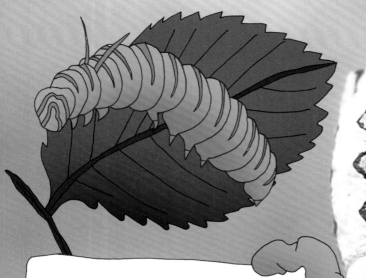

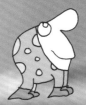

第二阶段

蝴蝶的幼虫——毛毛虫，会不停进食并一点点长大，它需要时刻警惕，避免被吃掉。毛毛虫的身上通常有条状或块状花纹，帮助它们隐藏自己。有些幼虫还长有刺状的毛发。在成长过程中，它们要经过4次以上蜕皮。

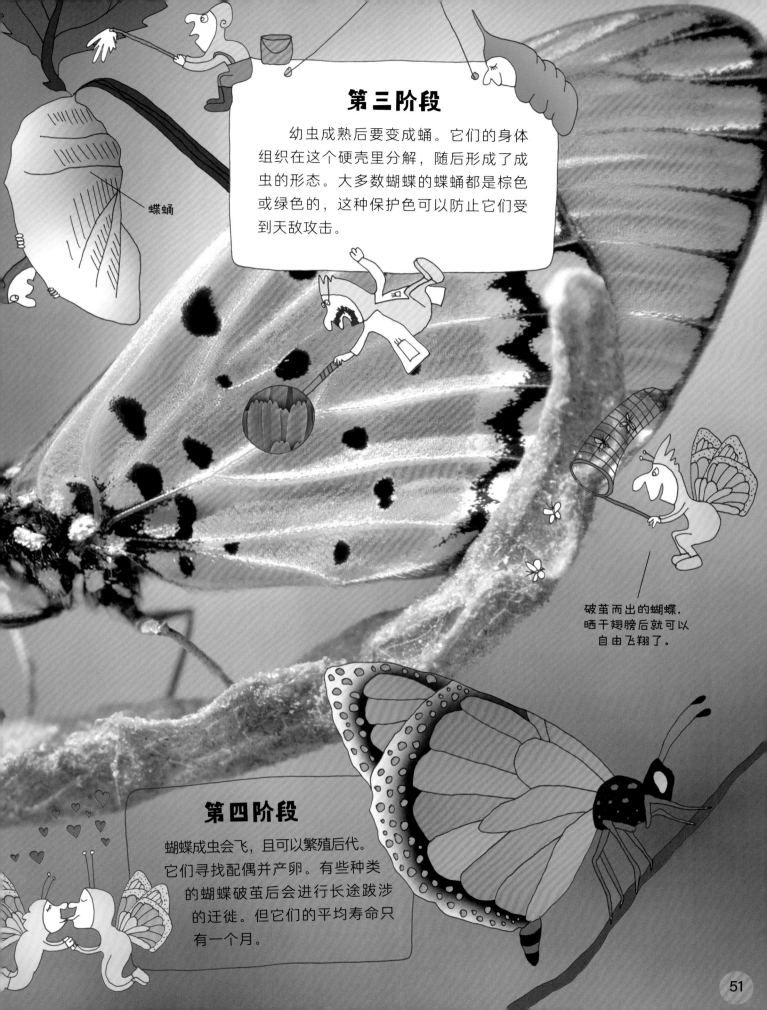

第三阶段

　　幼虫成熟后要变成蛹。它们的身体组织在这个硬壳里分解，随后形成了成虫的形态。大多数蝴蝶的蝶蛹都是棕色或绿色的，这种保护色可以防止它们受到天敌攻击。

蝶蛹

破茧而出的蝴蝶，晒干翅膀后就可以自由飞翔了。

第四阶段

蝴蝶成虫会飞，且可以繁殖后代。它们寻找配偶并产卵。有些种类的蝴蝶破茧后会进行长途跋涉的迁徙。但它们的平均寿命只有一个月。

蜜蜂

蜜蜂总是在花园里忙忙碌碌地工作着。它们还长有会蜇人的小刺针。不过别担心，蜜蜂其实很友好，尤其是对待美丽的小花。

蜜蜂采集花粉之后，两条后腿上会挂着两个大花粉团，叫作粉筐。

友好的蜜蜂

蜜蜂是花朵的好朋友。蜜蜂穿梭在花朵之间采集花粉，帮助植物进行授粉、繁殖。

蜜蜂把花粉带回蜂巢喂养后代。

辛勤工作

一只蜜蜂平均每次出行都会给50～100朵花授粉。要知道，从200万朵花中提取的花蜜只能酿成500克蜂蜜，难怪蜜蜂这么忙了。

一只蜜蜂一生只能酿出十二分之一茶匙蜂蜜！

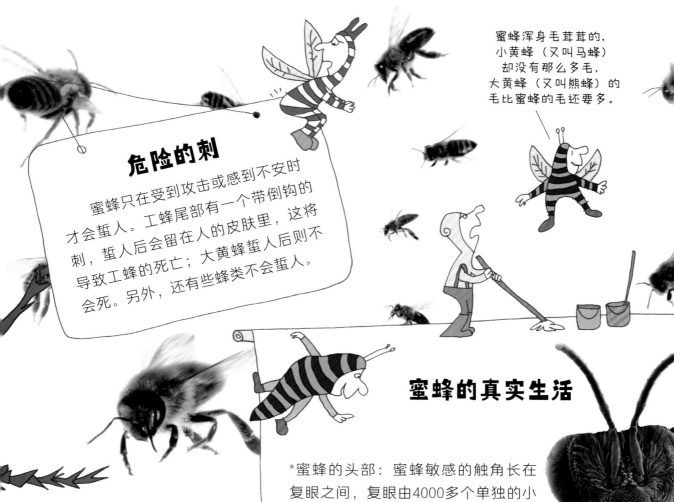

蜜蜂浑身毛茸茸的，小黄蜂（又叫马蜂）却没有那么多毛，大黄蜂（又叫熊蜂）的毛比蜜蜂的毛还要多。

危险的刺

蜜蜂只在受到攻击或感到不安时才会蜇人。工蜂尾部有一个带倒钩的刺，蜇人后会留在人的皮肤里，这将导致工蜂的死亡；大黄蜂蜇人后则不会死。另外，还有些蜂类不会蜇人。

蜜蜂的真实生活

*蜜蜂的头部：蜜蜂敏感的触角长在复眼之间，复眼由4000多个单独的小眼组成。

*食物来源：拜访花朵是为了食用甜甜的花蜜。采集花蜜的同时，蜜蜂的身上也会沾到花粉，从而帮助植物传播花粉。

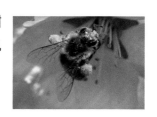

*摇摆舞：想知道去哪个方向可以找到新的花朵吗？蜜蜂表演的摇摆舞可以告诉它们的同伴去往茂盛花丛的信息。

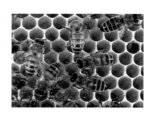

为什么发出嗡嗡声？

蜜蜂平均飞行时速为22.5千米。它们飞行时每分钟拍打翅膀180次。这就是嗡嗡声的来源。

*流动蜂房：有时农民会和养蜂人一起工作，利用蜜蜂给农作物授粉并酿蜜。有些养蜂人干脆把蜂箱搬进了农场。

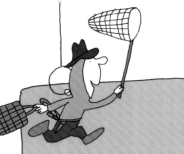
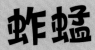

蚱蜢

蚱蜢的学名叫蝗虫，它们大约有一万多种。它们和蟋蟀同属于昆虫中的一个大家族——直翅目，但两者之间有很多差别。比如，蚱蜢白天很活跃，而蟋蟀晚上才出来觅食。

蚱蜢的"歌声"

站在草地上，也许你很快就会听到蚱蜢的"歌声"。它们用长长的后腿上的一排小挂钩摩擦翅膀的一侧发出响声。蚱蜢只有雄虫会"唱歌"——为了吸引异性。不同种类的蚱蜢发出的声音也各不相同。

蚱蜢的腿上有"耳朵"吗？

没有，蟋蟀才有，蟋蟀的听器长在前足胫节近基部。蚱蜢的听器长在第一腹节的两侧。

腹部

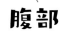

不挑食的蟋蟀

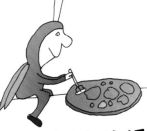

蟋蟀几乎什么都吃，从小草到蛆虫及其他小昆虫，而蚱蜢只吃植物。

当蚱蜢被捉住的时候，它会吐出棕色的液体。

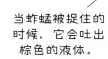

科学家认为，这是蚱蜢防止被蚂蚁攻击的自我保护措施。

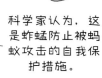

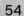

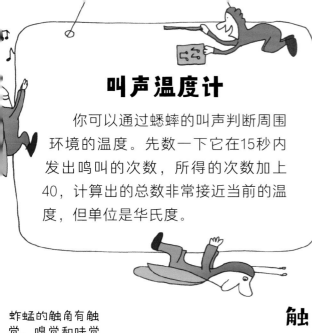

叫声温度计

你可以通过蟋蟀的叫声判断周围环境的温度。先数一下它在15秒内发出鸣叫的次数，所得的次数加上40，计算出的总数非常接近当前的温度，但单位是华氏度。

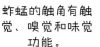

蚱蜢的触角有触觉、嗅觉和味觉功能。

触角

胸部

头部

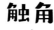

听器

闪烁的色彩

许多蚱蜢的翅膀下闪烁着明亮的颜色，有人认为这是为了迷惑可能遇到的捕食者。蚱蜢跳动时，彩色的光一闪而过，然后，它们就消失在周围的环境中了。

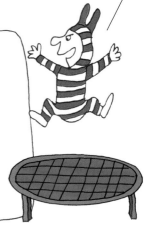

在有些地方，成群的蚱蜢可以在几秒钟内吃光一片田地的庄稼。

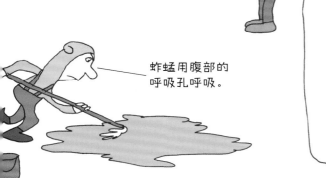

蚱蜢用腹部的呼吸孔呼吸。

跳跃高手

蚱蜢是一种弹跳力惊人的昆虫，它们跳跃的距离可以达到自身身高的20倍。如果我们能像蚱蜢一样跳跃，那么我们跳过两辆公交车或横跨一个篮球场就不在话下了。

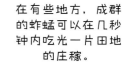

什么是蛛形纲动物？

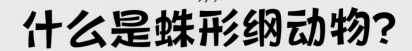

蛛形纲属于无脊椎动物中的节肢动物。这一庞大的群体包括蜘蛛、蝎子、蜱虫、螨虫等。我们要怎么辨认蛛形纲动物呢？提示一下，它们几乎都有8条腿，并且身体分为两个部分。

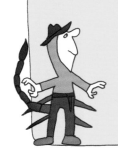

8条腿都长在身体前半部分上。

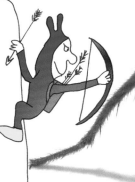

风格迥异的猎手

大多数蛛形纲动物捕食活的猎物，通过咬伤或蜇伤使猎物死亡或麻痹。而另一些蛛形纲动物，如蜱虫，会刺入猎物体内进行吸血。

触肢

重要的口水

大多数蛛形纲动物的嘴很小，不能咀嚼食物。它们利用分泌出的消化液将猎物溶解成浆状，然后吸取汁液。

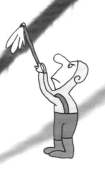

几乎所有的蛛形纲动物都以肉或血为食，但螨虫例外。螨虫常常吃植物和腐烂的物质。

庞大的家族

蜘蛛是蛛形纲动物中最大的一个群体。已知的蜘蛛有48000多种。

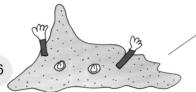

蛛形纲动物没有翅膀和触角。

那我是什么呢？

你是一只昆虫！昆虫和蛛形纲可是两回事。

蝎子

蝎子尾部刺针有毒腺。

螯肢

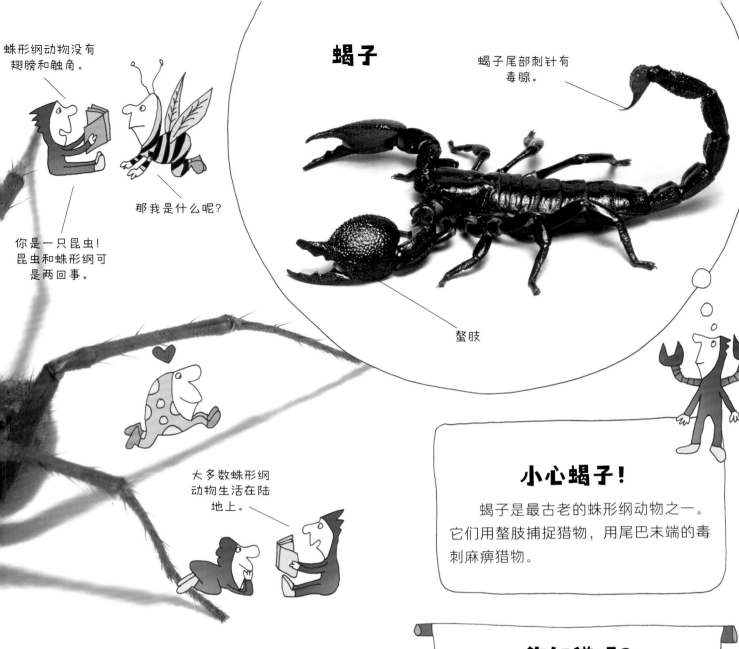

大多数蛛形纲动物生活在陆地上。

小心蝎子！

蝎子是最古老的蛛形纲动物之一。它们用螯肢捕捉猎物，用尾巴末端的毒刺麻痹猎物。

我害怕蜘蛛！

跟蜘蛛先生打个招呼吧！

腿太多啦！

有些人害怕蜘蛛和其他蛛形纲动物。害怕蜘蛛的表现叫作蜘蛛恐惧症。

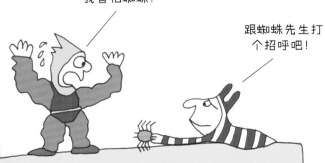

你知道吗？

蜱虫和螨虫与蜘蛛是亲戚！它们也是蛛形纲动物。

*蜱虫是吸血动物，吸血后身体会膨胀。

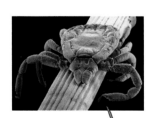

*螨虫可以说无处不在，是种类最丰富多样的动物之一。

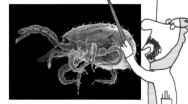

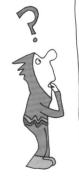

神奇的动物

科学家们认为，地球上的动物可能超过了1000万种，而我们已经发现的动物不到200万种。让我们来看看动物王国里还有哪些不可思议的事情吧。

西伯利亚虎

也叫东北虎，是猫科动物中体形最大的一种。一只成年雄性东北虎的体重大约与12个9岁儿童的体重相当。

一日三餐

你一天要吃三顿饭吗？许多动物的进食频率比人类要低得多，尤其是爬行动物。鳄鱼一个星期只需要美餐一顿，不得已的情况下，还可以坚持更长时间不吃东西呢！

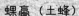

蜾蠃（土蜂）

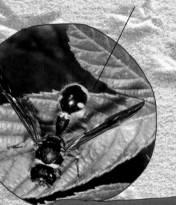

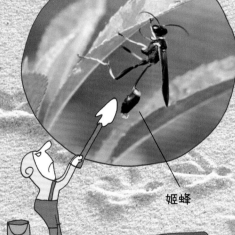

姬蜂

饥饿的狮子

一只成年公狮子一顿能吃掉约45千克肉，差不多相当于650根香肠。成年母狮子食量稍小，一顿吃掉的肉量相当于375根香肠。

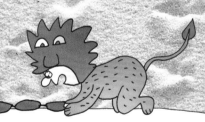

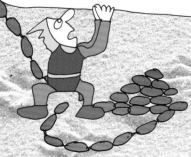

这是一只土蜂，那是一只姬蜂！据统计，黄蜂的种类多达14万种。

毒性最强的脊椎动物

金色箭毒蛙是所有脊椎动物中毒性最强的，一只蛙体内所含的毒素就可以杀死20人。大多数动物都不会捕食这种蛙，但有一种专门捕食箭毒蛙的蛇对这种毒素有抵抗力。

灵活的舌头

当食蚁兽在蚁穴前享用美餐时，每分钟会弹出舌头150次。

敏锐的嗅觉

哪怕只有几滴血融入了奥运会标准大小的游泳池中，鲨鱼也能嗅到血腥味。

成年蓝鲸是世界上最大的动物，身长相当于19名潜水员头脚相连的总长度。

动物历史一瞥

公元前4世纪，亚里士多德将生物分为两类：植物和动物。他还根据动物的移动方式将其分成了三种类型——爬行、飞行、游泳。这种分类方法一直沿用到17世纪。

公元18世纪，瑞典生物学家卡尔·林奈将生物分成了两个系统：植物和动物，并进一步划分为不同的"属"，以及"属"下的"种"。他的分类体系还给每种生物起了一个独特的名字。

公元1859年，查尔斯·达尔文发表了《物种起源》，改变了人们观察自然世界的方式。

最小的鸟儿

世界上最小的鸟是蜂鸟，它们的体形小到可以在笔尖上悠闲地休憩。它们的体重仅有2克。

词汇表

保护色：有些动物身上的颜色跟周围环境的颜色相似，这种颜色叫保护色。

变态：某些动物（如两栖动物和蝴蝶）在个体发育过程中所经历的形态变化。

哺乳：哺乳动物妈妈通过让宝宝吮吸乳头而获得奶水的方法。

哺乳动物：靠乳汁哺育幼崽的动物。

触角：昆虫、软体动物或甲壳类动物的感觉器官，一般呈丝状。

触肢：蛛形纲动物头部的第二对足，第一对足叫螯肢。

毒腺：某些动物（如蛇）体内分泌毒素的腺体。

复眼：一种由许多六角形的小眼组成的眼睛，每个单独的小眼都能独立成像。

花粉：由花朵产生的粉粒，每个粉粒中都有一个生殖细胞。

花蜜：植物花朵分泌出的甜甜的液体。

脊椎动物：长有脊椎的动物。猿是脊椎动物。

角蛋白：一种坚硬的蛋白质，存在于头发、指甲、爪和角中。

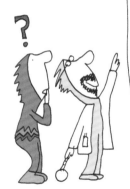
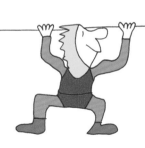
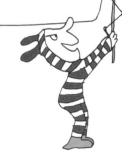

节肢动物：一种无脊椎动物，长了坚硬的身体外壳（外骨骼）和成对分节的腿。

昆虫：一种节肢动物，身体分为头、胸、腹三部分。

冷血动物：变温动物的俗称，指无法维持体温的动物，必须依靠太阳的热量来取暖，或躲到阴凉处降温。

两栖动物：一种无脊椎动物。幼时生活在水中，用鳃呼吸；长大后可以生活在陆地上，用肺和皮肤呼吸。

灵长类动物：一种哺乳动物，如猿和猴，大脑较发达，四肢都有五趾。

啮齿类动物：一种哺乳动物，包括大、小鼠，兔子等，有一对用来啃食的锋利的门牙。

胚胎：在孵化或出生之前，初期发育的动物体。

破卵齿：雏鸟胚胎喙上的坚硬组织，用来打破蛋壳，使雏鸟孵化。小鸟宝宝孵化后，破卵齿很快就退化或脱落了。

肉食动物：吃肉的动物。

食物链：一连串的食与被食的关系。植食动物吃植物，肉食动物吃植食动物，能量从太阳传递到植物，到吃植物的植食动物，再到肉食动物，如此类推下去。

外骨骼：节肢动物坚硬的外层骨骼。

无脊椎动物：没有脊椎的动物。软体动物是无脊椎动物。

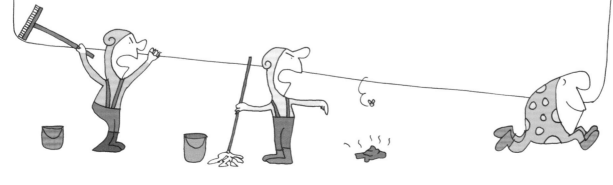

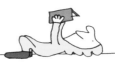
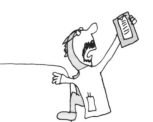

物种：生物分类的基本单位。

蛹：蝴蝶和飞蛾从幼虫到成虫的过渡形态，有着坚硬的保护外壳。

幼虫：昆虫从卵内孵化出来的幼体。幼虫的外表与成虫差别很大。

鱼鳃：鱼头侧面的羽状结构。鱼类用鳃从水中吸取氧气来呼吸。

整羽：鸟儿用喙清洁和梳理羽毛的行为。

植食动物：只吃植物及其果实和种子的动物。

蛛形纲动物：一种节肢动物，长有8条腿。

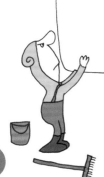
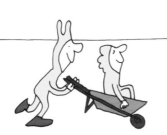
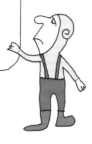

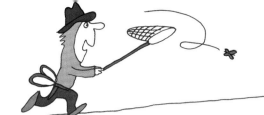
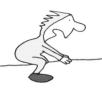

读完这本书后，你学到了哪些知识？
快把它们记录下来吧！

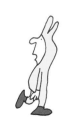
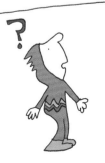

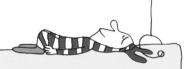

致谢

DK感谢下列图片提供者：

Alamy Images: Arco Images GmbH / M. Delpho 26-27; Dave Bevan 46cl (worm); Blickwinkel / Schmidbauer 41bc; John Cancalosi 11br; Simon Colmer and Abby Rex 38-39; Michael Dietrich / Imagebroker 41tr; Indian Gypsy 18-19; Images & Stories 43br; Juniors Bildarchiv / F326 43ca; Krishnan V 16clb; Microscan / PhotoTake 27cr; Ron Niebrugge 23crb; Vova Pomortzeff 43cr; Andre Seale 43crb; Adam Seward 13; Top-Pics TBK 26bl (robin); Travel South Africa - Chris Ridley 31tr; Travelib Africa 42bl; www.lifeonwhite.eu 1. **Corbis:** Smailes Alex / Corbis Sygma 45cr; Theo Allofs 10clb; B. Borrell Casals / Frank Lane Picture Agency 58fclb; Gary W. Carter 58cb; Clouds Hill Imaging Ltd. 40bc; Digital Zoo 56-57, 57tr; DLILLC 12; Jack Goldfarb / Design Pics 36fclb; Herbert Kehrer 46-47; Frans Lanting 32-33, 33clb; Frank Lukasseck 15tr; Michael Maloney / San Francisco Chronicle 53crb; Don Mason 53t; Amos Nachoum 23bl; Pat O'Hara 25tl; Image Plan 20-21; Jeffrey L. Rotman 11tr; Karlheinz Schindler / DPA 53br; Denis Scott 22-23; Sea Life Park / Handout / Reuters 45crb; Sea World of California 46clb; Stuart Westmorland 23cr; Tim Zurowski / All Canada Photos 48fbl. Dorling Kindersley: Natural History Museum, London 44clb. **Dreamstime.com:** Zaclurs (c) 54-55. **Getty Images:** Botanica / Jami Tarris 25cr; Digital Vision / Baerbel Schmidt 49bl; Digital Vision / Justin Lewis 45br; David Fleetham / Visuals Unlimited, Inc. 23br, 42-43, 43tl; Flickr / Dene' Miles 26cl; Flickr / Vistas from Soni Rakesh 50-51; Gallo Images / Heinrich van den Berg 55tr; Gallo Images / Michael Langford 36clb; Iconica / Jeff Rotman 45crb (hammerhead); The Image Bank / Daisy Gilardini 21cra; The Image Bank / Steve Allen 26clb; The Image Bank / Tai Power Seeff 31fbr; The Image Bank / Theo Allofs 26cla; iStock Exclusive / Ina Peters 33tr; Lifesize / Angelo Cavalli 6-7; Lifesize / Charles Nesbit 47tr; Lifesize / Don Farrall 36-37; National Geographic / Brian J. Skerry 45bl; National Geographic / George Grall 41cb; National Geographic / Joel Sartore 59ca; National Geographic / Klaus Nigge 31br; 31fcrb; Oxford Scientific / Photolibrary 9tl; Photodisc / Alan and Sandy Carey 24cl; Photodisc / Gail Shumway 37crb; Photodisc / Paul Souders 21tc; Photodisc / Tom Brakefield 16-17; Photographer's Choice / Carlos Davila 46clb (starfish); Photographer's Choice / Joe Drivas 32br; Photographer's Choice / Paul Oomen 23br (walrus); Photographer's Choice / Siegfried Layda 26bl; Photolibrary / David B Fleetham 8bl; Photolibrary / Mark Jones 32fbr; Photolibrary / Richard Herrmann 45cr (mako); Photonica / Theo Allofs 14crb; Riser / Joseph Van Os 21bl; Robert Harding World Imagery / Paul Allen 17tr; Stone / James Balog 14l; Stone / Michael Melford 19crb; Stone / Stephen Frink 22bl; Taxi / Peter Lilja 13tl; Visuals Unlimited / Brandon Cole 46cl; Visuals Unlimited / Dr. Dennis Kunkel 53cr; Visuals Unlimited / Rob & Ann Simpson 36fbl. **iStockphoto.com:** Karel Broz 48-49; Victoria Omelianchyk 8-9; Kevin Panizza 46bl; Lee Pettet 38; Terry Wilson 58-59; Tomasz Zachariasz 54-55. **Science Photo Library:** Georgette Douwma 41c; Eye Of Science 57crb; Steve Gschmeissner 49tr; 57br; Anthony Mercieca 30-31; Gary Meszaros 48bl; Laurie O'Keefe 29r; Power and Syred 27tl.

Cover images: *Front:* **Dreamstime.com:** Isselee; *Back:* **Dreamstime.com:** Jure Gasparic crb

All other images © Dorling Kindersley
For further information see:
www.dkimages.com